水俣病裁判と原田正純医師

「水俣病裁判と原田正純医師」
編集委員会

花伝社

◎カバー・口絵写真提供＝大畑靖夫、北岡秀郎、原田寿美子

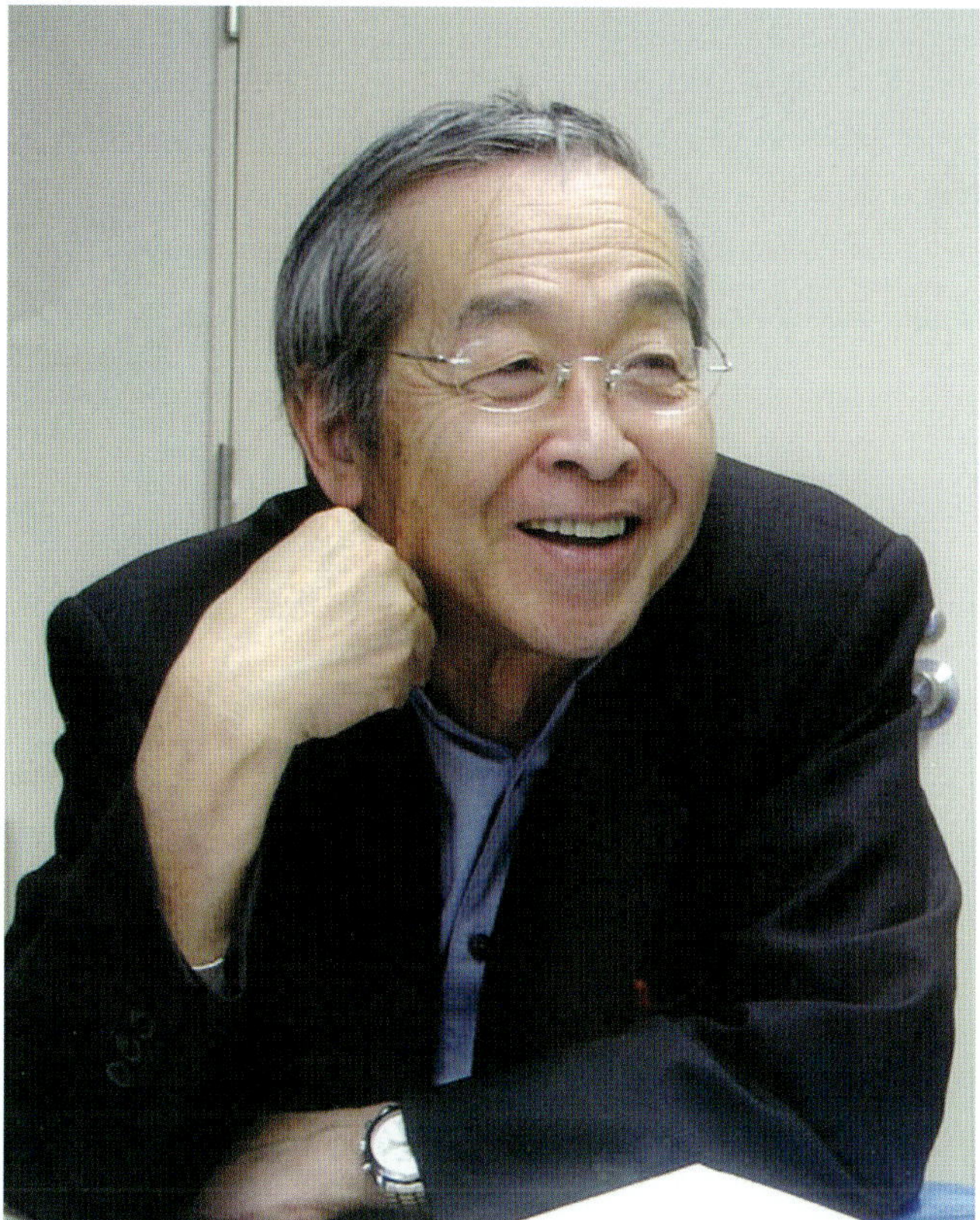

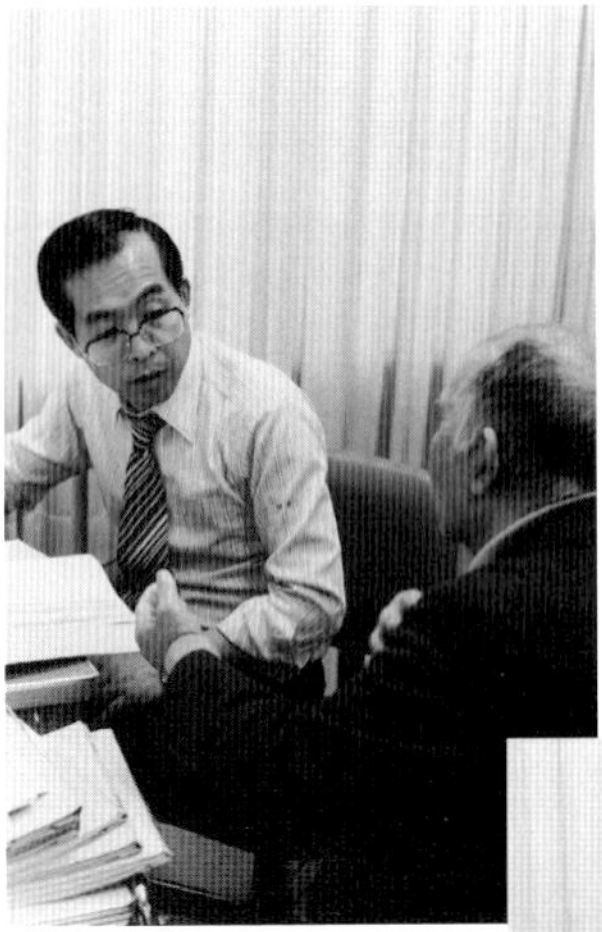
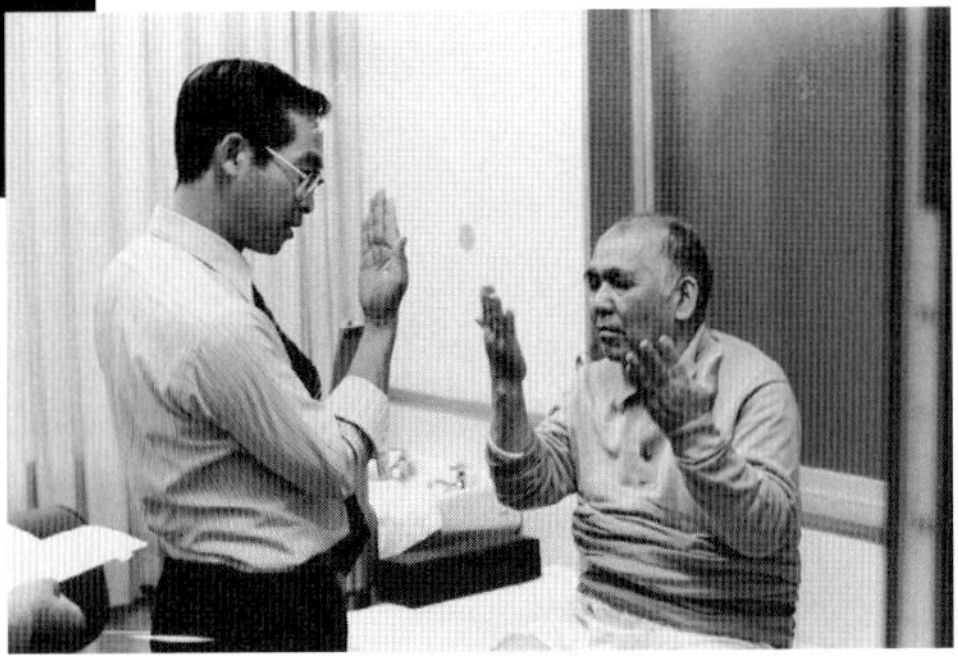
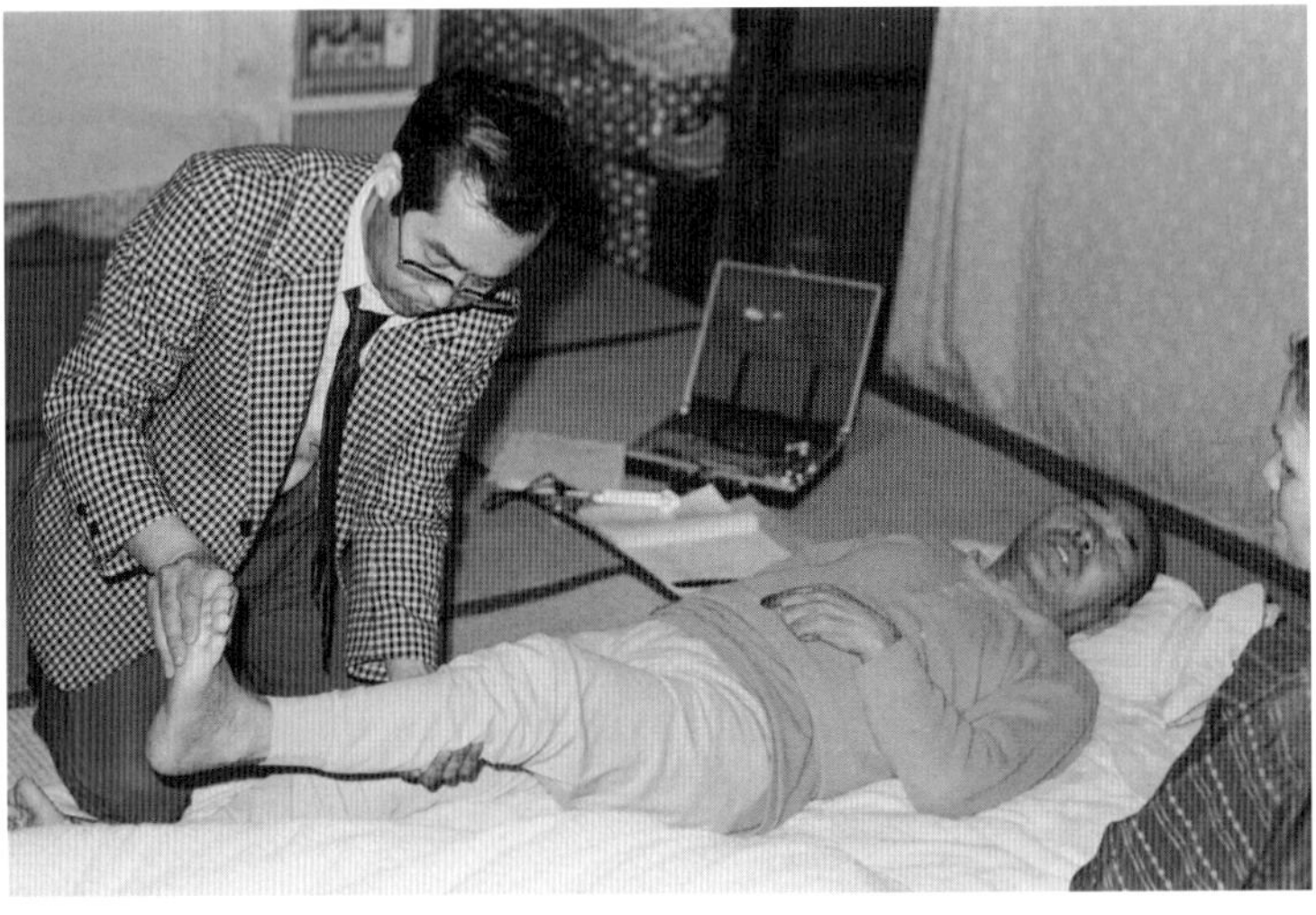

まえがき――水俣病患者の全面救済を

大阪市立大学名誉教授、滋賀大学元学長　宮本憲一

原田正純さんが亡くなって、一年が過ぎた。日が経つにつれて彼の水俣病をはじめ公害・労働災害の研究や社会的活動の大きさが偲ばれる。原田さんの前に「原田さん」はなく、原田さんの後に「原田さん」はいないのである。私は四〇年近く彼と研究はもとより、個人的には家族ぐるみの交際をしていたので、身内を亡くしたような悲しみである。語るべきことは多いが、ここでは今の水俣病の直面する問題について、彼に代わって述べたい。なおこれは二〇一三年五月一六日ＮＨＫテレビ『視点論点』で放送した原稿である。

二〇一三年四月一六日、最高裁は行政が水俣病患者として認めなかった二人の被害者を、公健法による水俣病と認める判決を下した。一九五六年五月水俣病が公式に発見されてから実に五七年を経てまだ紛争は解決していないことに、市民は驚いているのではないか。この長い期間、チッソと政府・自治体は法的責任を完全には果たさず、多くの被害者は、水俣病ではなく「偽患者」といわれるなど差別され、基本的人権を侵害され、正当な補償を受けていなかったのである。

紛争が解決しない原因は、政府が司法の判断とは異なる一九七七年の水俣病の判断基準に固執して、被害者の大部分を水俣病と認めずに、あいまいな政治的解決を取ってきたためである。このような「政府の失敗」はアスベスト事件の救済や原発事故の補償問題にも通ずるので、その原因と今後の解決の方向について述べてみたい。

まず第一は政府の水俣病の病像の認識が誤っているためである。

行政の水俣病の判定基準は司法のそれと異なっている。水俣病は魚介類に蓄積された有機水銀を口から摂取することにより起こる神経疾患である。その症候は四肢末端の感覚障害に始まり、運動失調、平衡機能障害、求心性視野狭窄、歩行障害などをきたす。この中で共通してみられる症候は、四肢末端ほど強い両側性感覚障害である。司法の判断は有機水銀に汚染された魚を摂取した経歴があって感覚障害があれば、総合判断して水俣病と認める。これに対して行政の基準は、原則として先の症候の組み合わせ、たとえば感覚障害があり、かつ運動障害が認められるなどの四つの症候の組み合わせがあるとしてきた。この病像の対立は水俣病とは何かという基本的な認識の相違といってよい。

一九五九年熊本大学水俣病研究班は、被害者の症状が労働災害としてのハンターラッセル症候群と類似であることを発見し、有機水銀中毒であると発表したが、政府もチッソもこれを採用しなかった。熊本大学研究班はその後も研究をつづけ、一九六三年についに原因物質がチッソのアセトアルデヒドの製造工程から生まれることを突き止め、一九六三年に学会で発表した。しかしチッソと政府はこれも認めず、一九六五年に第二の水俣病が新潟で発生し、チッソがアセトアルデヒドの生産を停止した一九六八年にようやく水俣病を公害として認めたのである。人間の生命健康よりも経済成長第一のチッソや政府の圧力に抗した熊本大学研究班の業績は画期的なものである。しかしこの初期の研究は、労災としての有機水銀中毒症が基準になっている。水俣病は有機水銀が食物連鎖を通じて生物濃縮し、魚に蓄積してそれを食べた住民の脳神経が侵され、あるいは母体を通じて胎児が発病した環境災害＝公害である。故原田正純さんの言うように日本で初めて発見されたものであり、労災とは違う。したがって、現場で被害者を診察し、疫学的な調査をし、病理学的な診断を重ねて病像が確定するのである。胎児性水俣病の発見を見ても水俣病が環境災害の性格を持っていることは明らかであろう。ところが、政府の七七年基準は環境災害としての水俣病の病像を認識せず、初期の労災類似の病像論に固執し、その結果としてチッソの利益と行政上の都合で患者を切り捨ててきたのでないか。

第二は公害患者を救済する基本法である公害健康被害補償法（公健法）に問題がある。

四大公害裁判の結果、経済団体や政府はこれ以上被害の救済を放置して公害裁判や紛争が続くことを恐れ、行政で救済する道を求めた。この結果、公健法が一九七四年から施行された。この法律は裁判にかわって、民事的な救済を行政が救済する世界最初の制度である。これによって、公害被害者の多くが救済された。しかし火事場の騒ぎを早く鎮めたいという、悪く言えば民衆の不満のガス抜き的な目的もあったので、十分な議論をせずに急いで作ったための欠陥がある。もともとこの法律は、四日市公害のような深刻な大気汚染事件の解決を目的とした。公健法はこの大気汚染患者を第一種とし、四日市裁判判決に従って、もれなく救済できる制度になっていた。

それに対して第二種の水俣病、イタイイタイ病、ヒ素中毒は議会でもほとんど審議がなく、無理に紛れ込んだといってよいような状況であった。議会で参考人に呼んだ水俣病やイタイイタイ病の関係者はこの法案に反対している。

当時熊本大学第二次研究班が「一〇年後の水俣病」の研究を発表し、労働災害から類推された病像とは違う、環境災害としての広範な神経障害や胎児性水俣病が明らかになっていた。公健法は当然このような変化に対応して、不知火海全域の健康調査をして病像を確定しなければならなかったが、初期の病像のイメージのまま出発した。

間もなく石油ショックに始まる世界不況が始まり、チッソは赤字となり、経済界や政府は公害対策を後退させていくことになった。他方水俣病認定を求める申請者は急激に増えた。政府はチッソ救済のために補償金を熊本県債で肩代わりをして乗り切ろうとしたが、そのために政府の財源の制約が生じた。このような経済・財政の危機状況と急激な患者の顕在化が、重度の患者以外を認めない一九七七年の認定基準を生み、大量の患者切り捨てをしたのである。

第三は二度にわたる政治的解決が、病像論や政府の責任論をあいまいにした解決であったためである。

一九八〇年代に入り、国の責任を追及する裁判の圧力で、一九九五年政府は政治的解決をし、村山首相の謝罪と約一万名の被害者にたいして水俣病とは認めないまま二六〇万円の一時金などの救済措置を取った。しかしこれに納得しない患者が訴訟を継続し、二〇〇四年最高裁は、感覚障害だけで水俣病患者と認定し、政府の責任を認めた。この判決によって、再び被害者が政府の責任を求める裁判を起こした。いくつもの裁判が派生し政府は再び政治的解決を図り、二〇〇九年「水俣病被害者の救済などに関する特別措置法」を制定した。これによって感覚障害と疫学的条件のあるものを「水俣病被害者」と命名し、一時金二一〇万円を支給することにした。この法律のもう一つの目的はチッソの分社化を認めることにあった。特措法は三年の期限で昨年の七月、申請受付を停止したが、約六万人の住民が申請している。

これまでの行政の判断が最高裁によって否定されたので、行政はそれに対して答えなければならない。行政の面子を守ることでなく、沢山の未認定の被害者の権利の回復を図らねばならない。補償問題と切り離して、まず七七年基準を停止し、感覚障害があり、汚染魚を一定期間摂取し、明らかに疫学的な条件が満たされる被害者を水俣病と認める。その上で被害者にどのような救済策が必要か、広く意見を聞くことである。司法判断のような公害としての水俣病の基準で補償制度を再検討し、公健法を改革すべきである。あるいは特措法の改革を再提案すべきであろう。

このような行政の対応がなければ、裁判が続き紛争は終わらないであろう。

水俣病裁判と原田正純医師◆目次

I

水俣病裁判における原田正純医師の証言

司会（中山裕二）

原田正純先生の一周忌にあたり、二〇一三年六月一一日、県民会議医師団、水俣病不知火患者会、ノーモア・ミナマタ国賠訴訟弁護団、NPOみなまたによる実行委員会が主催し、熊本県水俣市のもやい館ホールで「6・11シンポ　水俣病裁判における原田正純医師の証言」を開催しました。

水俣病のたたかいの中で水俣病裁判の果たした役割、原田先生が水俣病裁判の中で果たされた役割、今後どのようなたたかいをすすめていくのか、課題は何かを明らかにしていくためです。

記念講演は、馬奈木昭雄弁護士に「水俣病裁判と原田正純先生」と題してお願いしました。後段のシンポジウムは、「水俣病裁判における原田正純医師の証言」とし、板井優弁護士をコーディネーターに、藤野糺県民会議医師団団長、大石利生水俣病不知火患者会会長、園田昭人ノーモア・ミナマタ国賠等訴訟弁護団団長、そして馬奈木昭雄弁護士に加わってもらいました。

この記念講演、シンポジウムは公刊することを前提に準備しました。

記念講演「水俣病裁判と原田正純先生」

馬奈木昭雄

いまご紹介いただきました馬奈木でございます。今回、こういう機会を与えていただいて大変感謝をしております。というのも、今日、話をするにあたって、どういう話をすればいいのかなと思いながら、原田先生の著書を改めて読み返してみました。

原田先生が水俣病の一次訴訟で証言をされた場面は、実は二つございます。一つは患者さんの被害立証のために裁判官を連れまして、患者さん方の家を一軒一軒回ったわけです。その時、三人の裁判官全員が一緒に話を聞く場面と、裁判長一人と右左の陪席の裁判官二人と二チームの場面とに分けまして、一週間にわたって患者さんの家を回りました。二チームに分かれた場合は、原田先生と藤野先生がそれぞれのチームに付くということにし、裁判長以下三人の裁判官がお越しになったときには藤野先生、原田先生どちらかの担当されている方が説明するということにして、患者さん方の家を全部、お医者さんの説明も一緒にして回ったわけですね。

次に、裁判が終わるにあたりまして、昭和四七（一九七二）年の九月六、七、八日の三日間にわたって最後の証拠調べの法廷が開かれます。最終弁論は一〇月に四日にわたって行われるんで

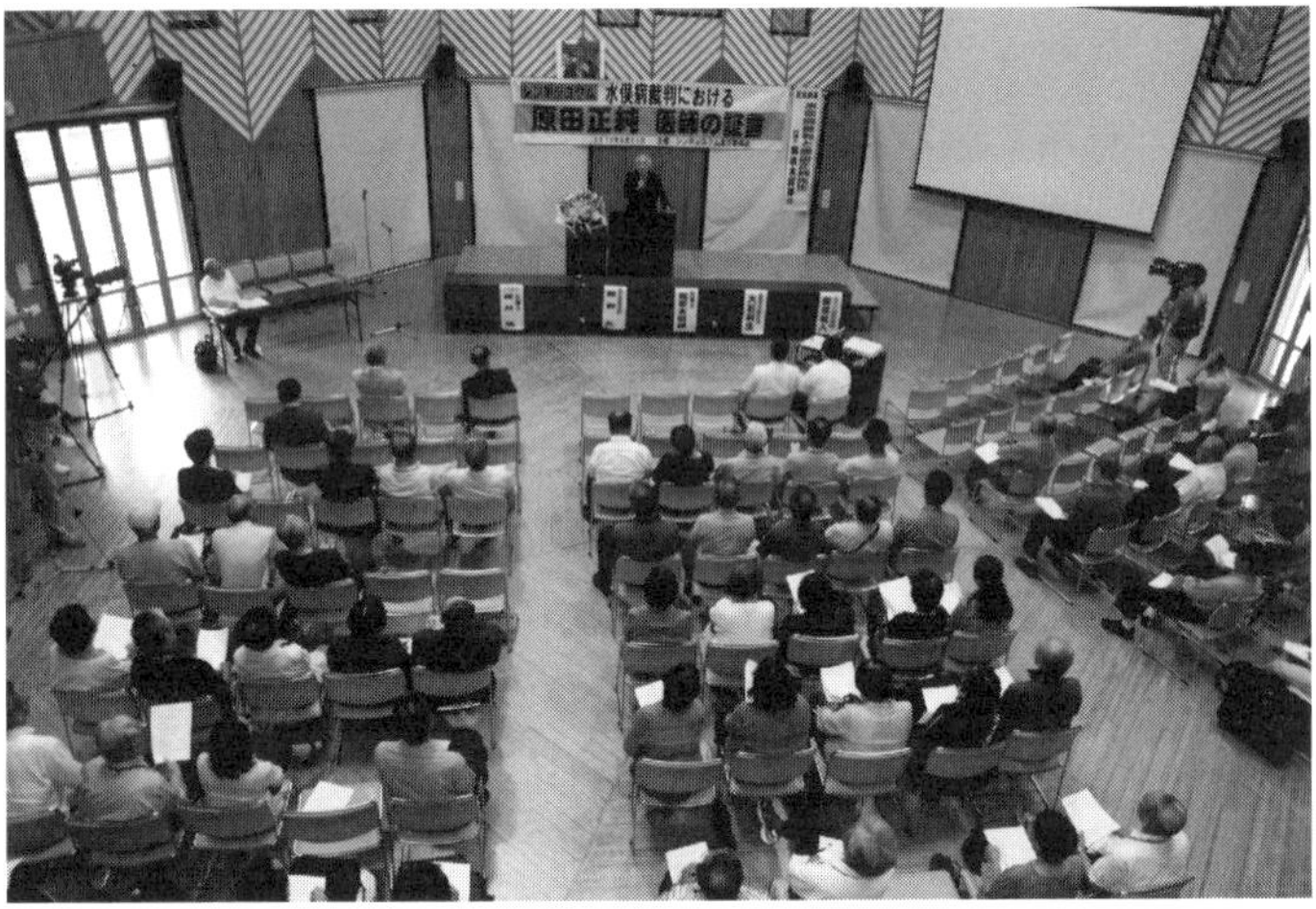

馬奈木昭雄記念講演（水俣市）

すけれど、この最終弁論を四日間行ったというのも前代未聞の話なんですけれども、今、最終弁論を四日間したいと言ったら、裁判所が目の色変えて怒り出します。その前の証拠調べの一番最後が九月六、七、八の三日間で、第四七、四八、四九回という口頭弁論期日ということになっています。

　この九月六日がある意味では特筆すべき日でありまして、チッソ側の証言として水俣病の患者さんが出てきた法廷です。二人出てきまして、びっくり仰天する証言をするわけです。有名な見舞金契約ですが、そのなかに問題の四条、五条がありまして、四条が水俣病の原因がチッソではないということが判明した場合は、見舞金契約に基づく支給は直ちに打ち切る、というものです。五条はその逆で水俣病の原因がチッソにあるということが判明しても、新しい補償はしませんよというものです。四条は契約当日のその場になって急に加えられた条文だということが、歴史的に明らかになっております。ところが出てきた証人は、患者さんですけれど、四条は前から説明を受けていたと。十分中身を承知したうえで、この見舞金契約を結んだんだということを証言するという、びっくり仰天の証言でした。これは余談です。

翌日の九月七日、これが原田先生の証言です。朝から夕方まで原田先生の証人尋問をいたしました。翌日の証拠調べの九月八日、これは新潟から椿先生にお出でいただきまして、新潟と水俣の被害者の、検診の仕方から始まって症状の中身まで同じ水俣病とはとても思えないという、中身の違いについて証言していただきました。特に新潟の場合、徹底して患者調査を行う、つまり被害が出ている一定地域の、一軒一軒全ての住民の悉皆調査をやっております。そこが違いなんです。悉皆調査をしまして、現時点で間違いなく水俣病だと認められる患者さん、知覚障害だけで認定された患者さんがこの中にいるんだよということでした。新潟ではそこまでやった。しかも、まだどうも現時点では疑わしいとしか言えないという方は、要観察者としてその後経過を観察調査すると。具体的には年に三回毎年定期検診をしておりますという証言をされました。

この年三回定期検診をしているんだよという証言のとき、傍聴席ではどよめきが起きました。熊本とのあまりの違いにびっくり仰天。それから、集落ごとに悉皆調査をちゃんとやってるんだよという証言と、この調査検診方法のあまりの違いと、もちろんさらにその結果として患者さんの症状の中身も全然違ったものになるということに驚きの証言でございました。

原田先生の「ものの考え方」

七日の原田先生の一日使っての証言の証言調書は、枚数で二四八枚、ざっと二五〇枚になっています。袋とじにすると二ページになりますから、五〇〇ページという大変な分量の証言内容です。今回改めて読み返しまして深い感銘を受けております。同じく原田先生の名著だと評価が定まっていると思いますけれども、岩波新書『水俣病』がございます。これが一九七二年一〇月の出版ですが、この本の中には、今の証人として出廷したときのことまで書いてあります。私この本もあらためて読み返してびっくり仰天いたしました。正直言いまして、私は反省をしたわけでございますが、原田先生のいろいろな教えに従いまして、私どもは今まで活動してきたと思っております。これまでいろんな原田先生のお考え、実績を踏まえながら、私どももなりに努力をし、それなりの前進をしてきたと思っているわけです。

原田先生の『水俣病』を今回読み直し、証言調書を読み直してびっくり仰天いたしましたのは、私は実は自分の考えと思って、いろいろなことをいろいろな場所で言ってるわけです。それは原田先生の教えだけじゃなくていろんな方の教えを前提にしながら私たちが今まで歩んできた、組み立ててきて前進してきた、その成果であると思って物を言っているわけです。しかし実を言いますと、この原田先生の『水俣病』にそのほとんどがすでにみんな書いてあるよねと。場合によっては、先生が書いた言葉どおりに、私は機械的にそれを反復して言ってるだけだよねという部分までございます。なんだ、原田先生の言ってらしたことそのまま言ってるだけかということです。

例えば、私が今回、西日本新聞社の阪口由美記者にまとめていただき、出版していただいた『聞き書き　たたかい続けること』という本です。もちろんみなさんがたたかい続けることということはおっしゃってる、当たり前のことだとは思いますけれど、それを一番私の自分自身の基本のスローガンとして言った。そのように私は思っておりましたが、実は原田先生がもうとっくにおっしゃっている。『水俣病』でとっくにおっしゃてることだと、今度見つけ出して愕然といたしました。

ただ、改めて痛感したのですが、原田先生のものの考え方、それから現場で取り組まれたその姿勢、その結果、一定の物事を推理する道筋、とりわけものの考え方それ自体ですよね。今度水俣病の証言調書を改めて読んだ結果、原田先生のお考えになってたこと、いろいろな研究実績を積み重ねてこられたその道筋を最も忠実に受け継ぎまっすぐ歩んできているのは、私たちの取り組みだということを改めて確認しました。今、私が原田先生がすでに言われていたこととまったく同じことを言っているということの裏返しの表現になったわけですが、私どもが後継者として最も忠実に後を継いで歩んでいるんだなという点を、改めて実感したわけであります。それが具体的にどういうことなのかということを、今日お話ししたいと思ったわけです。

現場の事実に徹する

先生が初めて水俣病に取り組んだのは昭和三五（一九六〇）年、とりわけ昭和三六（一九六一）年、原田先生がいた教室の宮川先生のお亡くなりになったあと、立津先生が教授としておいでになる。三六年に立津先生の後ろにしたがって、水俣入りしたんだよということを原田先生はおっしゃっておられます。

そこで先生が強調されていること、これは私どもが忠実に受け継いでいると今思っておるわけでございますけれど、「現場の事実に徹する」ということ。私、1にも事実、2にも事実、3にも事実、4、5にも事実と理屈は要らんと、こう言い続けてきて、これは水俣弁護団の伝統であると言ってたんですが、同じことを原田先生がおっしゃっておられて、私はそれを受け売りし強調していただけだとあらためて実感しました。現場で事実に徹すること。教科書の中に今取り組んでいる問題の事実はないということですね。

これを私、原田先生から直接おうかがいしたんですが、実は原田先生はもちろん水俣で学ばれるわけですけれども、さらに現場に徹することを痛感したのは、三池炭鉱の炭じん爆発なんだというふうにおっしゃってました。三池炭鉱で被害が発生した、炭じん爆発が起こった。で、熊本大学の先生方はみんな三池炭鉱に駆けつけるわけですね。目の前で現実に被害が起きている。どういう被害が起きてるのかということを克明に記録していくわけですね。現場に行くときに教科書のコピーをもらって、読んでいったそうです。CO中毒の事例というのはどういうことなのかと。目の前で見た鉱夫の姿は教科書に書かれている症例とまったく違う。教科書にはこんなこと書いてなかったよねということが目の前で起きている。その具体的な事実を詳細に記録する。そして一番大事なことは、その詳細な記録をずっと継続して長期間追跡調査し続けるわけですね。

これ、私が聞いた話で、教科書にはまず例外なくと先生はおっしゃってましたけれども、CO中毒の予後が極めていいと、軽快するというふうに書いてあるんだそうです。先生が読まれた教科書は、いくつか読まれてみんなそう書かれてあるそうです。ところが、目の前でみた患者さんと全然違う。ずっと追跡調査をします。一〇年間にわたって追跡調査をした結果、予後がいいどころか非常に悪い。何で教科書とこんなに違うんだと。気になって、教科書の出典をたどってみたそうです。そうすると、日本の教科書は全部アメリカのひとつの教科書にたどり着いたそうです。そのたどり着いた教科書に記述されていた事例、これ、確か消防士の事例だというふうに私は記憶してますけれども、原田先生が何かに書いておられないかなと思って捜しましたが、見つけだせませんでした。要するに教科書でその事例、一事例が経過がよかったと、そうしたら日本のみんなでそれを孫引きしているというふうに自分は理解したと、先生はお話ししてくださいました。他のことでも大いにありそうな話だと思って私は聞いたわけです。

他の同じ炭鉱爆発事例として、昭和三八（一九六三）年に三池が爆発したあと、昭和四〇（一九六五）年に北海道夕張のガス爆発、同じ年に伊王島でガス爆発、さらに同じ年、山野炭鉱でガス爆発という事例。これらの三池後の事例は、CO中毒はいずれも軽快して予後はいいことになっている。三池だけがいつまでも悪い。だから、悪口を言う人は組合病だと。組合が作り出した病気だという。原田先生は「よそのところに後遺症がないのではない」と、「その調査資料がない」に過ぎない、つまり、長期にわたって追跡をせずに短期間で調査が打ち切られた（もちろん治療自体も）という事実に過ぎないとおっしゃっておられます。よそでもちゃんと三池同様追跡調査をしていれば、同じ結果が確認できたということです。その通りだと私どもも思っております。

私いつも申し上げますけれども、たたかい続けるということについて、水俣病がなぜ、少なくとも公式発見といわれてからも五〇年経過して、いまだに解決しないのかと問いかけられたときに、非難の意味が入っているんですね、「何で水俣は解決しきらんのか」と。つまり私どもの取り組み不足が非難されている。もちろんその取り組み不足の点については、十分反省すべきだと私思います。これについて、私が古希になりましたので記念に本を出してもらったんですが、その編集をしてくれた私の事務所にいた髙橋弁護士がその中で書いているんですが、私に軽い気持ちで「水俣はいつまで経っても終わりませんね」と言ったら（その彼も水俣を一緒にやってるんですよ）、私が「いや、終わらないんじゃない。終わらせないんだ」と答えたというエピソードを紹介してもらってます。これは原田先生の指摘、「経過が良くなったわけじゃない。追跡調査してない。してないからその資料がない」と同じわけです。

三池は少なくとも追跡調査をした。そうしたら良くならないと。その良くならない例を私にひとつお話しくださったんです。被害とは何かという、私どもの取り組みの根底的な考えになるわけですけれども。大の大人が、見たところはまったく健康。どこも悪くなさそうに見える。だけど実際は仕事ができない。なぜできないのかという問題が根本にはあるわけですけれども、それは問題として家でゴロゴロして何をしてるかというと、自分の子どもとチャンネル争いをしている。子どもを殴り倒して、自分がチャンネルを子どもから奪って自分の観たいテレビ番組を入れた。先生は横でそれを見ているほかはなかった、という話を私にしてくださいました。

この被害をどう考えるのかという問いかけが原田先生の原点にあったんだというふうに、私はその話を原田先生からうかがいながら思ったわけです。

被害を生み出す構造とのたたかい

現場に徹して現場で何が起きているかを見ようねということ。その起きる事実も被害者、患者と向き合うだけではなくて、なんでそんなことになってるのかというところまで目を向けなければならないということを、先生は三池の炭じん爆発で学んだと、この『水俣病』でもおっしゃっていると私は思っています。なぜこんな被害を生み出して、こんなに多数の被害を発生させ続けることになったのかというところまで目を向けようということをおっしゃっているんだろうと思います。この三池ではじめて合理化の実態を知った、ということを先生は強調しておられます。

そして自分の学者としての仕事を考えて、目の前にいる患者さんの姿を見つめて、原田先生は法廷での証言を終えた感想として、こう語っています。

きつかった精神的に。科学者というのはいかにも冷静装って中立装って話さなきゃならんというのか。中立なんてあるのかって聞きたかね。患者側の医者という言葉に対して、その反対の言葉ってあるとだろうかね。智子ちゃんを前にして、原始反射があるとかないとか、ひとつひとつ病気の解説をしてもシラケますよ。この姿を見てくれとおめき出そうごたった。頭にカッカくるとばやっと押さえとったばってん、裁判というのは腹かかれんし、それが一番辛かったね。僕たちは、カッカくっとがただ一つの取り柄で、このカッカでやっとっとだからね。これは病気なんかじゃない。殺人事件ですよ。最後に馬奈木さんが医者としてひと言と言うたもんね。僕はこんなに言ったよ。僕は神経をやってるけれども、一度破壊された神経細胞は回復が非常に難しいし、たった一人の患者に僕たち医者や看護師が大勢のスタッフで一生懸命取組んで大ごとしてるのに、片方では三池のように患者が大量生産されている。僕はなんとしてもそれを放置してはいけないと思う。僕の気持ちとしては、研究室から飛び出してでもそういうことが起こらないようにすることのほうが大事なんじゃないか。

（「弁護団だより」No.36　一九七二年九月一五日号）

原田先生の気持ち、立場がとてもよく感じられる感想だと思いました。

ちなみに私は、先生が例にあげられた爆発を起こした各炭鉱で発生したじん肺事件をいずれも取り組みました。また、山野炭鉱ではこの爆発事故自体の損害賠償請求事件も取り組みました。さらに、夕張の爆発事故の損害賠償提訴時には、山野弁護団をあげて応援に行きました。その取り組みのなかで、私も原田先生と同様に「合理化の実態」ということを強く認識しました。もちろん山野炭鉱の爆発事故の提訴は、すでに水俣病一次訴訟の勝訴判決後でしたから、水俣病においても、その「合理化」が国によって推し進められており、水俣病被害は国による「合理化政策」の結果として引き起こされたのだ、ということがすでにしっかりと認識されていました。つまり、水俣病被害はたんにチッソ一社の責任の問題ではなく、日本の国の政策の遂行（炭鉱ではエネルギーを石炭から石油へ転換する。水俣では原料をカーバイドから石油へ転換する）という、国の産業政策の全体構造にかかわる問題だという認識です。

そこで現場で具体的に進行したのは、徹底した「スクラップ・アンド・ビルド」でした。その必然の結果として「スクラップ」される現場で被害が多発したのです。まさに大被害が単なる技術上のエラーなどではなく、国による産業政策の理不尽な遂行によって、構造的に発生させられるのだ、ということが明らかだと確信しています。私たちはこのような構造的被害を、利潤を上げ続けるためだけに必然的に発生させる国・大企業に対し、このような構造を根本からなくしていくたたかいに取り組んでいるのだと確信します。このことが福島原発事故と、原発の再稼働問題をめぐって再び正面から問われているのだと思えます。

なぜ患者宅訪問に取り組んだのか

ここで実は最初に申し上げた、裁判所が原田先生、藤野先生、弁護団と一緒に水俣病患者宅を一軒ごとに全原告の家庭をまわった話をしたいのです。何故このような取り組みをすることになったのか。

私たちが置かれた厳しい状況がありました。私たち弁護団は、実は新潟水俣病の新潟地裁判決が認定した損害額について、衝撃を受けていました。最高額一〇〇〇万円は、死亡と付人の介助がないと生活できない者です。次に、日常生活を維持するのに著しい障害がある者七〇〇万円、軽い労働しかできない者四〇〇万円、労働の種類がかなり限定される者二五〇万円、軽度の症状で不快感を残している者一〇〇万円という認定でした。

私たちが何よりも驚いたのは、認定金額の低さももちろんですが、何よりも裁判所の患者の被害のとらえ方の不充分さについてでした。「軽度の症状で不快感を残している」などという表現で済まされる問題ではない、という怒りすら感じました。さらに、裁判所のランク付けの表現も、原田先生がすでに厳しく批判した誤った考え方でした。原田先生は次のようにおっしゃっています。

今まで、症状の程度によって補償に差をつけるという考え方を、私たちは非常に無批判に受けいれていたのであるが、その症状の重さ軽さを決める基準というものは、きわめてあいまいであることを知らねばならないと思う。たとえば手か足が一本なくなった人と、手足はピンピンしていてもまったく性格が変って、一日中怒り、酒を飲み、労働の意欲をなくした人間と、いったいどっちが重症でどっちが軽症であろうか。さらに介助の点においても、寝たっきりの患者に対しての介助はたいへんなものであるが、一方では、動きまわるために、二四時間、目が離せなくてかえって手のかかる介助もあるのである。この場合、いったいどっちがより大変だと言えるのだろうか。このようなさまざまな矛盾を持ったランクづけによる機械的な症度分け、それによる補償の差という考え方が、無批判にいろんなものの補償に拡大されていては困るのである。もともと症度分けというのは、医者がある症状の経過や、ある症状をトータルで見る時に、医学的につけた仮りのものである。しかしこれが補償問題などに無批判に使われるときには、金を出す側からは、いかにこまかく症状を区別して、いかに金を低く抑えるかということにつねに利用されることを知るべきである。さらに、合理的、科学的であることをよそおって、さまざまな補償の矛盾をかくしとおすことにさえ利用される。人間を単に働く機械の部分として見、精神的な障害よりも身体的な障害を重視し、その本人がもし障害を受けずに働いたとしたらどれくらい稼げるであろうかという現状復帰の考え方、欠損補充の補償の考え方は、基本的にもう一度問い直さなければならない。障害を受けることによって失った人生における人間の可能性をも、考えなくてはならない。このような従来の補償の考えは基本的人権の無視である。

（『水俣病』九五頁）

私たち弁護団は、原田先生が言われているこの考え方をまったくそのとおりだと考えました。機械的なランク付けはまったくおかしい。そこで私たちが裁判で主張したのは「抱括一律請求」という考え方でした。被害は単純な事実の併列ではなく、それぞれの被害事実が互いに絡み合いながら、さらにあらたな被害を複雑に生み出していく、その総体を有機的にとらえる努力をすべきだということです。

しかし、法律論ももちろん大切ですが何よりも被害の実態を正しく裁判所に理解してもらうことが必要だと考えました。その具体的方法として私たちはまず、半年以上かけて、患者家族の徹底した被害調査を行いました。患者家族の生いたちから発病の経過、その後の生活破壊の様子を、こまかい事実を中心に徹底して聞き取ったのです。水俣病によってチッソは患者から何を奪ったのか、患者家族の生活はいかに歪められてしまったのか、それを具体的な事実によって描き出そうと考えました。

この作業は県民会議医師団と緊密な連絡をとりながら、水俣病市民会議の協力を得て行っていきました。医師団には、生活破壊の実態を医学的に説明するための診断書をお願いしました。たんに病状を書くだけの診断書ではなく、その病状によってどのようにその患者家族の人間としての生活が破壊されるかという面からの診断書です。そしてその調査にもとづいて、患者家族の詳細の供述録取書を作り上げました。ある程度字が書ける人には、本人の供述書を書いてもらったのです。それだけの準備をしたうえで、私たちは原告本人尋問を、原告の各家庭でおこなうよう要望しました。原告が現実に生活している場で原告の話を聞くのが、理解しやすいと考えたのです。

こうして昭和四七（一九七二）年七月二四日から一週間にわたって、各原告の家庭を裁判官が一軒ごとに訪ねていって本人尋問が行われました。各家庭ごとに原田先生、藤野先生が立ち合い、症状についての説明を加え、簡単な診断をしてみせました。たとえば指先の知覚鈍麻などは、言葉でいくら説明するよりも実際に見るほうがよく理解できるのです。裁判官が熱くて一分も持てない熱湯を入れた湯のみ茶碗を、患者は平気で数分にぎっています。このような簡単な検査をおりまぜながら、一軒ごとに家族みんなが顔をそろえて、これまでのいろいろな苦労話をしてもらいました。患者も自分の家で家族と一緒に話をするので、落ちついてのびのびと話ができたようでした。

さらに私たちは、裁判所の理解を深めるために、患者達、とりわけ胎児性や小児性の患者たちの写真を証拠の書証として裁判所に提出しておきたいと考えました。ちょうど水俣には世界的に有名な写真家ユージン・スミスが奥さんのアイリーンと一緒に居住していましたので、是非ユージン・スミスの写真を証拠にしたいと思ったのです。おそるおそるユージンに相談したところ、実に気持ちよく同意していただきました。もちろん患者家族にも相談し、これもまた気持ちよく積極的に同意してもらいました。こうしてユージン・スミス撮影の患者たちの日常生活のいろいろな場面の写真が、患者たちの陳述書と共に証拠として裁判所に提出できたのです。もちろんどの家族でどのような写真を撮るか弁護団とユージンとの打合せがありました。その中の一枚が実は有名になった「入浴する智子と母」なのです。私はこれらのユージン・スミスがまさに精魂を込めて撮影した写真も、その他の取り組みとあいまって、裁判所の被害事実の正しい認識に大きな役割を果たしたと確信しています。

今回、たまたま山口由美氏著『ユージン・スミス　水俣に捧げた写真家の１１００日』という本を見ました。この本は「小学館ノンフィクション大賞受賞作品」ということです。しかし、この作品は、「入浴する智子と母」をめぐるいろいろな問題の状況を一つの主要なテーマとしているにもかかわらず、この写真が撮影された直接の目的が裁判所に書証として提出されるためだったこと、現実に他の患者の写真と共に書証として裁判所に提出されている事実にまったく触れていません。わずかに「智子の写真が撮影された背景について石川は、裁判中のあの時期だったことが一番大きいと証言する。もし撮影が、判決の後だったら、入浴の写真は頼めなかっただろうと」と記述されているだけです。

しかし、この指摘のとおりたとえ裁判中であっても、それだけでは普通はこの入浴シーンは撮影できなかったと思います。患者がチッソによって奪われたもの全てを、できる限り裁判所に理解してもらいたいという願いを込めて取り組んだ人全ての、とりわけ患者家族の熱い思いがあったからこそ、この写真が撮影可能になったのだと私は確信しています。この事実をまったく欠落させた取材力を欠いたこの著作が「大賞」を受賞したという事実に、私は正直驚いています。ユージン・スミスの思い、智子ちゃんの父母の思いがここには反映されていないように思えます。まさにこのような裁判所に期待するみんなの思いのなかで、裁判官たちは患者宅を一軒ずつまわり、原田先生はそこに立会って患者の状況の説明をしたのです。

水俣病は環境汚染が引き起こした全身病

話をもどして、現場を重視し現場に立って、現場の実態に即して物事を見ようとした場合に、これはわざわざ私が紹介するまでもなく、真っ先に原田先生が気づかれたのが、胎児性水俣病の患者の存在です。どう見たって水俣病、だけど水俣病とは公式には言われない。何でだ？　それまで言われていたのは魚を食べてないからという説明です。水俣病の定義というのは魚を多食して原因物質を取り込んだということです。胎児性の患者さんは魚を食べてないじゃないかと。

まあ、私も「専門家」（カッコ付き専門家）の議論というのはとてもおもしろいと思うんですよね。おもしろいというのは常識はずれだという意味でおもしろいんですけれど。魚を食べてないって、魚を食べたか食べてないかという意味は原因物質を取り込んだかどうかということですもんね。そして、取り込みかたにはいろんな方法があるよねと、ふつうお考えになると思うんで

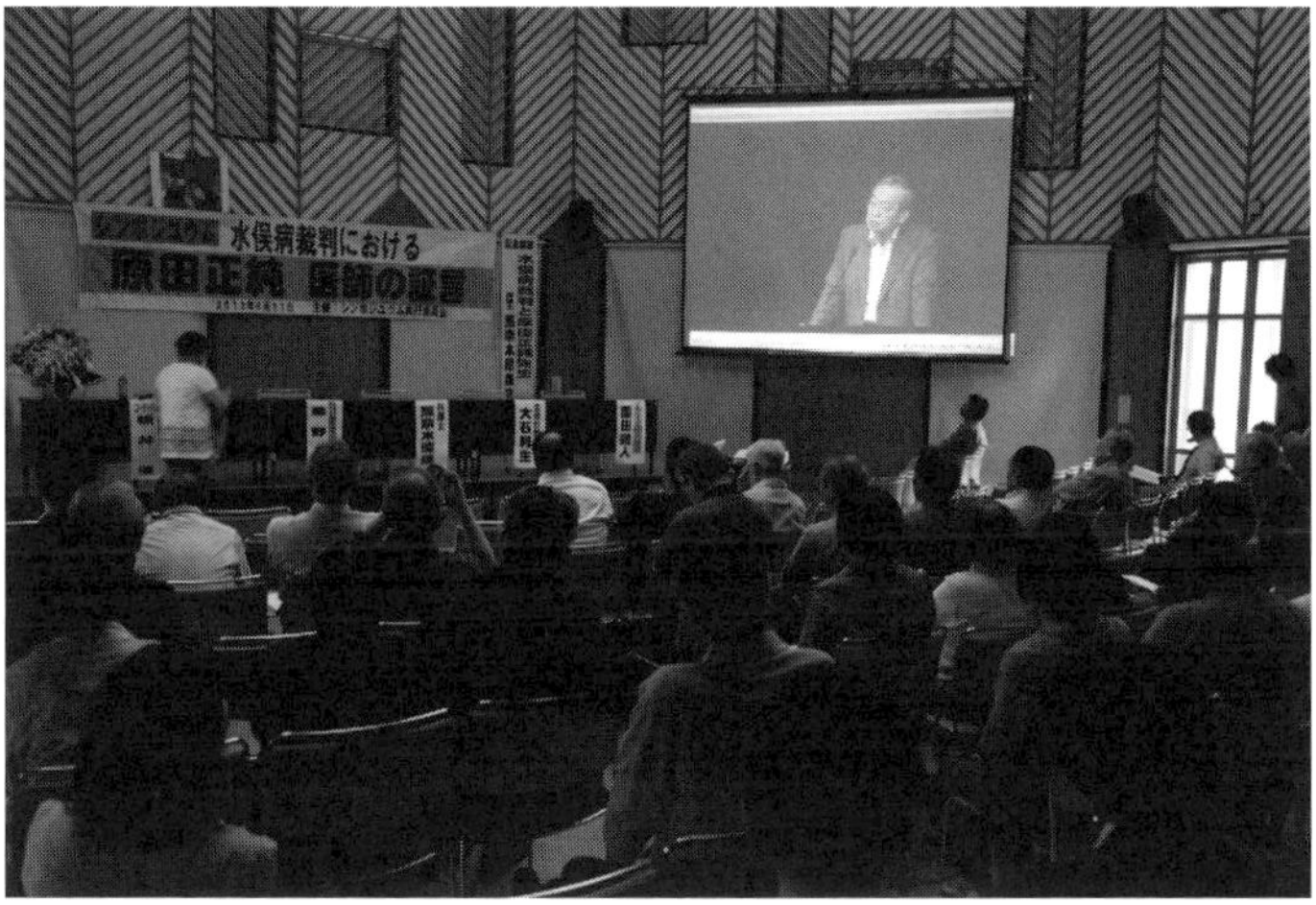

原田正純医師の映像講演風景

すよ。私素人ですけれど、そう思います。そうしたら胎児はどこから栄養を取り入れているかって、おかあさんからもらっているんだよねと。おかあさんが食べた毒物は胎児にいくんだよねと。ふつうそう思うのではないでしょうか。だから、胎児性がいないというのは、そんな馬鹿なことはないよねと。

　まずその前提として、排水中の微量な原因物質が食物連鎖を通じて体内で蓄積濃縮するという話があるんですけれど、蓄積濃縮なんてはじめて聞いたと、水俣病ではじめて知ったと専門家がおっしゃる。まあ、カッコ付き専門家。はっきり言うと御用学者だと思いますけれど。水俣病ではじめて蓄積濃縮ということを知りましたと。まして、食物連鎖でと。ご冗談でしょと、私どもに協力してくださる先生がおっしゃってる、人間の身体というのは蓄積濃縮してできたに決まってるんじゃないんですかと。食べ物の中の微量な成分をですね。例えば、カルシウムが蓄積濃縮されて骨になるに決まってるわけで。生物が体内で蓄積濃縮をしてるって、当たり前の話じゃないんですかって。それを水俣病ではじめてわかりましたって言われる専門家は何なんだと。こういう話です。

胎児性の問題は、もう少し言いますと、人間の脳がなぜやられるのかという問題と一緒の問いかけになります。生きている生物体の一人の個体としての一番大事なところはどこかというと、脳に決まっている。それから種としての人間が守らなければいけない、種を継続していくという意味で守らなければいけないのはどこかというと、胎児に決まっている。胎児がやられたら種としての継続はあり得ない。だから、生物が誕生以来ということだそうですけれども、生命体が地球上に誕生して以来、毒と向き合ってきたわけですよね。最初の生命体というのは酸素は猛毒だった。その猛毒と付き合ってきて、防御機能を備え、場合によっては利用し、毒をも利用しながら今にいたる。ざっと三五億年、毒と向かい合ってきた。ところが人間は、当然生命体が築き上げた防御体を受け継いできて、脳関門で毒物は脳に入れないように守る。胎児は胎盤によって、関門があって毒物を入れないように守られている。だから、脳はやられないし胎児もやられないというのが科学常識、生物学上の常識だったそうです。ところが水俣病ではその両方ともいともやすやすと突破された。水俣病の有機水銀は脳を破壊し、かつ胎児へ毒を入れた。おかあさんは我が子を守り切れなかったわけです。

同じことが実は九州では、カネミ油症事件でも起きました。ＰＣＢも同じくやすやすと脳の関門も胎盤の関門も突破した。なぜか。これも原田先生は非常に明快です。「毒だと人間の体が思ってないからですよ」と。つまり、人間の体が毒だと知らない毒物。人間が新しく作り出した毒物ということですよね。

カネミ油症のほうの話になっちゃうんですけれど、ＰＣＢが原因物質だということから、その後ダイオキシン類が原因というところまで話がいって、日本政府はしぶしぶ、やっとＰＣＢだけではなくダイオキシン類の被害だということを認めます。原田先生も藤野先生ももちろんカネミ油症の患者さんをじゅうぶんに診察されていらっしゃるわけですよ。そこでカネミ油症被害が、ダイオキシン類が原因物質だということになると、当然、いわゆる環境ホルモン、人間のホルモン作用を阻害するという働きがあると。これはカネミ油症被害はそうだということを意味しています。人類が行った環境ホルモンによる人体実験、最初の激しい大規模な人体実験だというふうに思いますけれども、だからダイオキシン類、いわゆる環境ホルモン被害としてのカネミ油症事件というのもきちんと調査研究すべきだと思います。

ただ、私はカネミ油症被害に取り組んだ最初から、同じことが水俣病でも言えるんではないかという仮説をずっと持っておりました。実はこれは私だけの仮説ではないのだと思っています。私は水俣病の勉強を、原田正純先生から一次訴訟で徹底して教えていただいたつもりでおります。同じように東大の白木博次先生、脳病理の専門家でございます。白木先生からも予防接種、水俣病両方いろいろ教えていただきました。白木先生のお話は、原田先生と基本的にものの考え方、取り組む姿勢で同じだと思うんですね。患者さんに徹底して寄り添って、事実に即してものを考えて言う、事実以外の観念的なものの見方をしないという点で徹しておられる。

白木先生がおっしゃるなかで、研究者が総論を持たない、総論なき各論だけしか研究しない学者ほど怖いことはないと。各論の議論をこの頃の若い人は熱心にするけれど、その背後に総論がない。そうすると、とんでもないとこに結論が行ってしまうと。それが裁判の判決でもとってもよく出てると白木先生はおっしゃる。変な判決がいっぱいある。形式論理で筋が一見通っているように見えるんだけれども、その結論は全然的外れ。だから、白木先生は今の変な判決を、一見読むと理路整然と説かれているんだけれど、出て来た結論はとんでもない非常識だと。医者の中にも、総論を持たない各論で突っ走るお医者さんたちがとんでもないところにたどり着くと、こういうことを白木先生は常々おっしゃっておられました。私は原田先生も同じ考えだと思います。同じことをおっしゃっているんだと思います。

「環境ホルモンとして有機水銀は働いているよ」と、だから水俣病の被害の中には環境ホルモンとして、要するに人体のホルモン作用が阻害され異常を起こしている被害としての症状が出ているということを、白木先生が『冒される日本人の脳』『全身病――しのびよる脳・内分泌系・免疫系汚染』（いずれも藤原書店）でまとめておられます。

ということで、私は環境ホルモンの話は白木先生から習った話だと思い込んでおりました。しかし、今度原田先生の『水俣病』を読み返して愕然といたしました。私が読み飛ばしていたんだなということを、改めて実感いたしました。原田先生も実はその点も指摘をしておられます。

いわゆるハンター・ラッセル症候群だけじゃないんだよということは、これはもう原田先生のメインテーマでございますから、胎児性水俣病患者さんたちを見つけ出し、その家族を見、家族の中にまったく同じ被害が集積している。だから、家族みんな水俣病だと。母親がその中でも軽いと、子どもに胎児に毒を与えたからという話は有名な話です。それ以外に水俣病は全身病だよという指摘、中枢神経と末梢神経の一部が支障を受けたというにとどまらない全身病だよ、と原田先生は言っておられます。私たちもその立場でそう言ってわれわれはたたかいました。

三次訴訟、国の責任を追及した国賠訴訟で、われわれは国に勝ちます。その時、病状について、白木先生に証言していただいております。それで勝った判決は『判例時報』にその紹介が載るんですけれど、その見出し、私どもは国の責任が認められたと、国にはじめて勝ったということがトップだと思っておりました。ところが『判例時報』を見ましたら「水俣病は全身病であるという認定が行われている」という報告がトップです。そして水俣病の判断基準は何かというのが二番目、三番目にようやく国の責任を認めたということになっております。

私、これはある意味では編集者の見識だと感心いたしました。水俣病は全身病なんだよという点を認めたという点が大きいんだととても優れた見識だと思いました。これは白木先生の説だと、私は不覚にも思っておりました。『水俣病』を改めて読み直しまして、全身病だと原田先生もおっしゃっておられます。具体的には、それぞれの脳が障害を受ける。そのことによって、身体の各部分がそれぞれ障害を受ける。逆にそれぞれ障害を受けたものによって脳がさらに障害を受けるという作用と反作用が全身に起きているんだということ、すなわち「(中略) ホルモン異常なども見出されてきており、中毒である以上もう一度全身性の症状として、体の臓器に及ぼす影響も再検討されなければならない時期にきている」(『水俣病』二一一頁) とこのように原田先生は指摘しておられます。

私、原田先生の証人尋問の時点でその点明確に意識しておりませんでした。全身病だという概念は当然持っておりました。私カネミ油症もやっておりましたから、カネミ油症の裁判は昭和四五（一九七〇）年から始めるんですけれど、私は水俣病と患者さんを両方見ておりますんで、私も素人なりに根拠はありませんが、全身症だとわかっているつもりでおりましたけれども、原田先生が明確にそう指摘しておられるというのは、不覚にも私不勉強でございました。改めて感銘を受けたわけでありまして、患者の具体的な事実に徹すればそれ以外ありえないよねと、改めて思うわけです。

証言のなかで原田先生は、環境汚染の中で健康被害というのを捉えるんだよと、全体の環境汚染があるという中で水俣病被害が発生している、という事実を前提に症状も捉えるんだよとおっしゃっている。「環境汚染を通じて、メチル水銀がその地区の住民に及ぼした健康破壊のすべてを水俣病という」と、これが原田先生が法廷で述べた水俣病の定義でございます。私もそのとおりだと思います。

調査のあり方とは

どうしたら、それらのすべてがわかるのか。これは悉皆調査をするしかないという結論。原田先生は自分たちは三池の炭じん爆発の被害調査をやった経験から、当然それしかないという確信を持っておられた。

それからもうひとつ、同じ悉皆調査を実は新潟の水俣病で椿先生たちがやられたと原田先生も強調されます。それで原田先生も新潟に行って、一緒に診察をしてみるわけですね。原田先生は両方を自分の目で確認しておっしゃっています。自分たちが今までやって来たことが正しかった、自分たちの診察、診断も正しいという確信が持てたと。そこで水俣でも同じように悉皆調査をやらなきゃいけないということを、改めて確信したと。

同じ水俣病でありながら、新潟と水俣で症状の出現頻度に格段の差が出る。例えばといって先生が言っておられるのが、症状がハンター・ラッセル症候群、熊本の患者はほとんど全員がそれなんですね。特に視野狭窄と知覚障害は一〇〇％。これが新潟だと視野狭窄が三六％です。だから、原田先生は単純にいうと、他の問題もいろいろ考えんといかんのだけれども、単純に比較すると、視野狭窄が三六％で水俣病だというんだったら、視野狭窄を持たない患者があと三分の二いるわけですから、まあ簡単に考えても、今の熊本の患者さん方も本当は三倍にはなるよねと。単純に言えばですね。もちろん、他の汚染地域の広がりの問題などいろいろあるから、本当はもっと多いことになったわけですけれども。

何故水俣がこうなっているのか、答えは簡単です。これは私ども弁護士でも一〇〇％勝つ弁護士がいると、豪語しておられる先生もおられました。熊本の先生でも実は豪語しておられたんですけれども、答えは簡単ですよね。勝つ事件しかやらないとおっしゃってることを意味しているんです。ただ感心するのは、非常にその判断が正確だということですよね。私なんか勝つつもりでやって散々負けますから、判断自体が不正確なんで一〇〇％勝つと言えませんけど。要するに、知覚障害と視野狭窄がある患者さんしか拾わなかったということですね。ハンター・ラッセル症候群がそろっていない、なければ患者さんとは認めなかったというのが熊本の実態です。

そこで水俣病すなわちハンター・ラッセル症候群という言い方がいかに間違いかということを、徹底してそのあとの事実の検証でくつがえしていくわけですね。同じ問題でございますが、発生時期の問題、私どもが裁判を始めたとき、昭和二八（一九五三）年から昭和三五（一九六〇）年までという、この発生時期の問題をいかに破るか。これも原田先生は三池のCO中毒と同じことだとおっしゃっています。要するに調査してなかったというだけの話で、患者がいなかったということではないよねと。本当はいたに決まっている。そこで調査をしてみると、例えば熊大の第二次研究班（一〇年後の水俣病研究班）が調査研究をすることになります。患者は続々と見つかってくる。前にも後ろにも続々と見つかってきます。

原田先生はこの『水俣病』を昭和四七年にお書きになってます。この本の中で、いま発病している患者がいると。つまり、昭和四六（一九七一）年時点で、発病しているという事実を重視しなければならないということを強調しておられます（『水俣病』一五三頁）。昭和四六年時点で発病してた患者さんがいたということ。それを四六年の時点で、原田先生は確認していたと。あとで藤野先生のほうからお話があると思います。藤野先生は当然確認していらっしゃるということ、現場をまともに見さえすれば、誰でもわかる事実だと。まともに見る人なら、ということだと思います。

それから、患者の発生範囲、どの範囲の地域で患者が発病するのかと。これも私、また反省材料なのですが、どの範囲で発病したかというのは、当然、魚ですから、水俣の魚がどこまで行ってるかというのを追うのは当たり前でしょう。藤野先生を先頭に山間部で検診を行い、いま次々と患者さんを見つけておられる。私は「そうだよね」と、私が担当した三次訴訟の原告の奥さんも、魚を入れたカンカンを担いで売りにいってたと。私、その話をちゃんと調書に取ってるもんね、という話を藤野先生ともしてたんですよ。これは、私どもが徹底して調査したからと思ってたんですが、原田先生は『水俣病』にちゃんと書いてますよね。この事実を指摘してちゃんと魚の行商人の調査まですべきだと（『水俣病』一五七頁）。

もうひとつ私うっかり忘れてたんですけれど、新潟でもそれをやったんですよということを言っておられる。もちろん証言をしていただいた時点で、私はしっかりそれをふまえていたわけですので、その時点では認識はきっちりあったんですが、そのことをきれいに忘れてしまって、私が自分で思いついたように思い込んでいたということです。原田先生は「新潟では、魚の行商人の足跡をたどることで、新しい患者を発掘したのであるが、熊本では残念ながらまだそこまでいっていない」とおっしゃっています（『水俣病』一五八頁）。

つまり、私がここで声を大にして言いたいのは、逆に言うと、四〇年後の今もなお同じ問題を同じように議論しているということにまたびっくり仰天ということだと思うんです。発病時期なんか一定時期で切れませんよ、切ってはいけませんよと。今だって汚染は続いているんだから。現時点でも発病する患者さんがいる。何よりもまだ現時点でも汚染があるんです。それから、汚染が一定の時期で切れた場合があるとします。これは転出した方が明らかにそうです。だけど、たとえ汚染を受けなくなった人でも、一定時期を経過した後に症状が出てくるんだ、これも新潟でわかってるよと。熊本でもその目で見たら、ちゃんと出てきたよと。これも実はわかりきってることなんですね。一定の加齢と共に症状が悪化してくることは、日常生活で常識ではないでしょうか。患者の発症地域の範囲だって汚染を受ける範囲というのは一定の地域で地域割りされ切り離されるわけがない。ましてや漁業権の範囲なんて。魚は泳いでいるのですから。

私は官僚というのはおもしろいことを考える人達だよねと言うんです。魚がピーッと泳いでいきますよね、海なもんだから。そして漁業権の範囲の一番境まで来たわけですよ。これ越えて向こうに行ったら漁業権の範囲が違っちゃうから、汚染を受けた自分の立場ではこの境界を越えて向うに行って汚染地域を広げてはいけないんだとUターンして帰ってくるという前提に立たないと成り立たない議論ですよね。

今、範囲を市町村で切る、漁業権の範囲で切ってしまうというのは馬鹿げている。実に馬鹿げた議論ですよ。だから、官僚は作文をしたら、みんな自然は自分の作文にしたがうという前提に立たないと成り立たない議論を平気でなさる。それがおかしな議論だと思われない。それを疑問の余地がないまで事実で打ち破ってきた歴史だと。

しかも、私たちは打ち破ってきたつもりなんですが、官僚はいつまでも繰り返し同じ議論をする。私たちが原田先生を先頭に裁判で四〇年以上争ってきて、裁判所の判決は、私たちの提示する事実どおり認められる。国が言う水俣病の病像はおかしい、誤っていると何度も結着をつけて来たのに官僚はまったく従おうとはしない。そのために、今まったく同じ問題に直面しているということですね。

「水俣病の前に水俣病はなかった」

国の認定基準が誤っていて改めるべきだということは、二次訴訟以来私たちは何度も判決で勝っています。何も今回の最高裁判決が初めて言ったわけではありません。しかも一度も負けたことはありません。裁判所は常に私たち県民会議医師団の病像を認めてきました。

私どもは官僚とチッソとのおかしな誤った理不尽としか言いようがない主張を、事実で打ち破ってまいりました。原田先生の教え、先生が実践されたこと、私どもはそれを忠実に受け継いできたというふうに思っております。

そして、何よりも「水俣病の前に水俣病はなかった」。これを改めて強調しておきたいと、私は思うわけであります。なんでかというと、国の責任について水俣病の裁判で勝ったのは、私どもが第三次訴訟の一陣二陣と二つ勝った判決をもっております。それに加えて京都で勝った。東京で敗れ、新潟で敗れ、大阪で敗れて一審段階で3対3だというふうに言われる。私どもは3対3というのはおかしいと思います。たたかって勝った判決、これは負けた判決では勝った判決が間違っていることは説明できない。逆に負けた判決が誤っているということが勝った判決を検討することによってよくわかるんですけれど、その勝った京都で、浅岡弁護士という方がずっと、水俣病発病前の歴史を調べまして、「水俣病の前に水俣病はあった」という論文をお書きになります。これは国の責任についてで、予見可能性、水俣病がおきるということがわかったかどうかという議論で、前にもあったじゃないかと、国はわかっていたんじゃないか、という論文です。

これは労災なんです。ハンター・ラッセルはもちろんそうなんです。労災で、職場で有機水銀を作った。その製造現場で有機水銀中毒の労災になる、だから、有機水銀をそのまま蒸気として吸い込み、皮膚からも吸収するという事例です。この問題で原田先生に私が尋問しましたので、証言録を改めて読み直してみると、「私が労災というのは蒸気として吸い込んだ例ですよね」と言ったら、「いや、皮膚からも取り込んでます」という、訂正を加えられております。「はいそうですね」と、私がしたがっているやりとりがあるんですけれど。それと先ほどの水俣病の定義、環境汚染のなかで原因物質を取り込んだ。職場で直接取り込むのとはまったく汚染態様が違う。

しかももう少し言いますと、原因物質は有機水銀だけかと。私ども弁護団は、いや有機水銀だけではないよ、チッソはありとあらゆる毒物を流したんだから、自然科学から言っても、法論理から言っても、われわれは法論理として組み立てた結論ですが、原因物質は有機水銀という必要はない。もっとより正確には、言う必要がないではなくて言うべきではないと。有機水銀だと限定すれば、水俣病のもろもろの症状を極めて限定された矮小化されたものとして、多くのものを切り捨ててしまう結果となる。

原因物質はチッソの排水そのものと考えるべきであり、これが法律論と自然科学とのいずれでも共通する、私どもの法律論は汚悪水論でございますが、自然科学的にも正しいと思っておりました。そうしたら、今度読み返してみたら、原田先生もそうおっしゃっておられます。要するに私どもの汚悪水論が正しいと。先生は予見の対象をことさらにメチル水銀に限定し、具体的な水俣病の発病まで予見することを要求するチッソの論理は、その無過失の主張を正当化するために考え出された言い逃れの論理である。仮にメチル水銀の生成を予見し確認することができなかったとしても、安全性不明の排水から生じる危険を予見し、これを未然に防止するに必要な措置を十分構じてさえいれば、水俣病の発生を防止できたことは明らかであると強調しています（『水俣病』一一九頁）。

これこそ私どもが主張した汚悪水論でございます。原田先生は「もちろん水俣病裁判において水俣病訴訟弁護団は、このような理論を大変な努力の末、具体的に実証していったのである」と述べていただいています（『水俣病』一二〇頁）。

そこであらためて、「水俣病の前に水俣病はなかった」の意味ですが、教科書で今までの有機水銀の労災の事例でこれこれの症状があるよということで、その症状だけに限定してしまう考え方、つまり教科書に物事を合わせようと、目の前に起きている物事を見ないで教科書に物事を合わせようとするこの考え方がいけないのだ。だから、水俣病の前に水俣病はなかったと、原田先生は敢えておっしゃっているわけだと考えます。水俣病を知りたければ、今の水俣、現在水俣周辺全体地域ですが、全体の地域で現実に起きていることを見なければわからないんだよということです。

私は決して浅岡弁護士を批判したわけじゃありません。水俣病の予見可能性があったということを強調する意味では浅岡先生のなさった仕事は大事なことなんですよ。だから、これは浅岡先生の言い方が悪かったんで、水俣病の前に水俣病が起きることがわかった症例があったというのが正しい言い方だと思います。水俣病類似の症例が、すでに事前にあったこの症例調査を見れば、水俣病が起きることはわかった。防ぎ方もわかった。そうおっしゃるべきだったというふうに思います。敢えて論点を明確にする意味でおっしゃったんだと思いますが、しかし誤解を招く表現だというか、やっぱり本質を間違えてしまう、誤っている表現だと思います。

私ども「水俣病の前に水俣病はなかった」というこの原田先生のこれは名言だと思いますけど、その意味を十分に理解して、徹底してそれを実現していく。つまり、水俣病の実態を徹底して明らかにしていくことが必要だと、このことを四〇年経ってまだ同じことを言い続ける。しかも国、行政は決して明らかにすることをやりませんから、国や行政を頼り切らずに私達自身がやり続けると言うことだと思うんですね。

県民会議医師団による判断の正しさ

くどくなりましたが、その問題を強調するのは実は今、まさに水俣と同じ道を福島原発が歩み出したからです。福島であの被害が起きた。当然ただちに徹底した被害調査、実態調査が行われるべきでありました。しかもそれは一度きりではなく、継続した調査方針に基づいて、繰り返し続けられるべきことです。しかし、日本政府は、東電はもちろんですが、そんなことをする気は毛頭ありません。そんなことをしたら、大変なことになってしまうと考えています。もう、原発は日本に存在が許されないことになってしまう。もう少し言いますと、世界に存在が許されないと、誰が見てもそうなると、そんな大変な結果が出てしまうような実態調査をするわけにはいかない。絶対にしないと決意しているはずです。これは水俣の教訓から。水俣は何と言おうと行政は絶対に実態調査をやらないですよね。

実は一度熊本大学がやろうとしたことがあったわけです。昭和四六（一九七一）年六月、熊大で第二次水俣病研究班（一〇年後の水俣病研究班）が構成された。汚染がひどいと考えられた水俣地区（月の浦、出月、湯堂）の九二八人。汚染が及んでいると考えられた御所浦地区（嵐口、越地、外平）の一七二三人、汚染がない対照地区として有明地区（赤崎、須子、大浦）の九〇四人の検診が行われ、水俣地区に二五一人、御所浦地区に七九人の水俣病の疑いがある人が見つかったのです。原田先生は、この調査を次のように総括しています。

このようにしてその地区の住民の具体的に現在しめしている健康障害の全てを拾いあげ、それが非汚染地区と比べて、どのような偏りがあるかを追求し、そのなかから水俣病のひとつの概念、診断基準をつくりあげようとした点が、特徴的なのである。したがってその診断基準を手がかりにして、今後水俣病の患者発掘は、さらに進んでいくもの思われる。一方、四六年の一一月から、熊本、鹿児島両県は、県独自の立場から一斉検診を実施中である。いずれその全貌が明らかになるときがくると信じるが、熊本県のアンケート調査では実に一万一七八四人の人が、二次検診に回っている。このようにして、これからなお患者は多数発見されるであろう。言い換えれば、水俣病は再びはじまったのである。その広がりや深刻さはいったいどこまで広がるのか、まったく予想もつかない。

（『水俣病』二〇二頁）

しかし大変残念なことに、この調査直後、石油パニックなどによって、いわゆる公害巻き返しの波が日本中をおそい、前進を続けてきた公害反対運動が逆風にさらされます。水俣病もその例外ではなく、いわゆる第三、第四水俣病発生の疑いが報道されたことに対し、環境省は専門家会議を聞き、この患者たちが水俣病ではないとする、いわゆる「シロ判定」を行います。そしてこのような「誤った診断をする医師達」というレッテルをはります。こうして熊大二次研究班の研究成果も、熊本、鹿児島両県の一斉検診結果も行政によって充分に活用されることはないままになってしまったのです。

環境省の「水俣病専門家」と称される人々のなかには、実は「水俣病患者」を多数診断した経歴を持っているのではなく、いわゆる生活習慣病（昔の時代の表現そのままでは「老人病」）の専門家が多数いらっしゃったそうです。そして水俣病が疑われた患者さんが本当に水俣病かという判断ではなく、患者さんが持ついくつかの症状を一つひとつバラバラにして、個別の一つずつの病状について他の診断名で説明をつけていく作業を行う。たとえば、感覚障害は頸椎病、難聴は「加齢性」等々。そしてそれぞれ他の病名で説明可能だから、この患者は水俣病ではないと結論する。原田先生は患者の症状が他の病名で説明できるという判断のしかたについて、「頸椎病になった人は水俣病にならないのか、それが本当なら水俣病を防ぐ方法が分かった偉大な学者にノーベル賞をやれ」とおっしゃっていました。

その後私たちは、行政に対し一斉検診をやるべきだと要求を続けながら、ただ行政を待つのではなく、藤野先生を先頭に県民会議医師団を中心とした全国の医師達の協力を得て、数回にわたる大規模な一千人検診をはじめとした検診の取り組みを行ってきました。桂島など一定地域の集落の全住民の悉皆調査も繰り返し行ってきました。そのことによって、原田先生が指摘されていた水俣地域住民全体の病状がより明確になったと考えています。

裁判所は、水俣病第三次国賠訴訟判決では、原告たちの診断書を書いた県民会議医師団の医師一人ひとりについて、水俣病についてのそれまでの取り組みを認定し、これらの医師が作成した診断書が司法審査において充分に信頼できるものであることを認定しています。原田先生、藤野先生を中心に県民会議医師団は、いわば裁判所から太鼓判を押してもらっているわけです。

このことはまた、全原告が認定患者だった一次訴訟を除いて、その後の第二次訴訟一審、控訴審、第三次訴訟第一陣、第二陣の各一審判決、さらには第三次訴訟控訴審における友納裁判官の和解案、ノーモア・ミナマタ訴訟における解決案の各病状が、まさに原告側が主張するとおりに認定されていること、すなわち水俣病に関与したすべての裁判所は県民会議医師団の判断、診断書を全面的に信頼し、その正しさを認めてきた理由にもなるのだと確信しています。まさに水俣病の本当の姿を、最も正確にあるがままに明らかにしてきたのは、原田先生、藤野先生を中心とした県民会議医師団の現場にたった取り組みだったのだと思うのです。

被害者が物事を決める

それに対して、行政は実態調査をやるべきだ、やらないというのであれば、司法の問題となるのであり、裁判所では行政は負けるのだから行政は自らやるべきだと評論家ふうに学者がマスコミなどでおっしゃいます。さらにいうと水俣病認定規準でも今度最高裁判決が出た。認定基準がおかしいということになった。認定基準を改めるべきだと学者、評論家が一斉にいい、新聞の紙面でもその評論がおどりました。

私はこの意見について自分がこの問題の解決を取り組む主体の立場にたった場合、「やるべきだ」という主語は誰ですかって言いたいのです。学者、評論家がマスコミでおっしゃっているのは、やっぱり主語は「行政が」ですよ。行政が認定基準を変えるべきだと学者、評論家がおっしゃっている。しかし、実はそのことはもう四〇年以上も前から、私たちが繰り返し指摘したことではないでしょうか。そして行政はその要求を厳しく拒否してけっして実行しようとはしなかったのです。

私たちたたかう現場の人間は、あくまで主語は「私たちが」です。私たちが正しい病像を提示する。そして、私たちが提示した正しい病像を日本政府環境省に認めさせるんです。行政がきちんと取り組みを行うべきだと、私たちは四〇年以上にわたってたたかい、要求し続けてきた歴史でした。行政はそれを実行することを拒否し続けた歴史でした。しかし、逆に私たちは、被害者を先頭に行政とチッソに対し、要求をつきつけ、その実現をめざしていくたたかいを決してやめませんでした。「最後の一人まで救済を」――この要求をあくまで実践するという、強い決意の下にこれまでいろいろな取り組みが実行されてきました。そして不満は残しながらも、少しずつでも救済の範囲を広げ、前進してきたのだと考えています。

官僚が物事を決めるのではない――これは水俣病弁護団の伝統的な考え方でございます。被害者が物事を決めるんだ、官僚は被害者の声にしたがってきちんと自分の仕事をやりなさいと。私たちは現場の被害者を中心とした現場のたたかいでそれを実現してみせると。その思いでこれまで私どもはたたかってまいりました。

そして熊本では川辺川で、ついに官僚をしたがわせた、県民の意思にしたがわせたたたかいを実現しました。「ダムはつくるものではない。撤去するものだ」ということを日本の先頭に立って、実現してきたんです。私も今その後ろについて、有明で諫早干拓で破壊された自然を再生する、元に戻す取り組みが必要なんだと。だから、干拓事業に対して、元の豊かな有明の地域、有明海を含めて地域を再生し、取り戻すたたかいをしようと。それは官僚にお願いします、やってくださいじゃない。私たちが自分たちの取り組みでそれを実現してみせる。官僚には、この住民の要求に従わせてみせるというたたかいだと思っております。

水俣病のこれまでの取り組み、さらに今後の取り組みで、まさに被害者の声にしたがって、物事を決定していくんだよ、これが日本国憲法の筋道なんだよと。今、怪しげな改憲論が盛んに唱えられてますけれども、それを打ち破る力、それは現場でのたたかいが中心だと思います。現場で被害者の声を徹底して貫き通すたたかいが、憲法を守る。それが日本の平和も守るということだと確信しております。

板井優弁護士が「力を持たない正義は実現できない。力を持った正義が勝利できるのだ」と言います。力ある正義とは何か。それは被害者の切実な要求が、地域住民の共感の下に全住民の要求となって、国民の世論もそれを支持し、その実現を行政に要求するたたかいを展開するということだと考えます。

その最先端のたたかいを、私どもは原田先生の実践、その教えを忠実に学びながら、さらに前進させてきたんだということを改めて確信を持った次第です。「ますます国の主権者としての私たちのたたかいを大きくしていこうではありませんか」ということで、原田先生の証言をめぐる私の報告を終わらせていただきます。

シンポジウム

司会（中山）　さて、続いて、「水俣病裁判における原田正純医師の証言」と題してシンポジウムに移りたいと思います。

ここからは、板井優弁護士にコーディネーターをお願いいたします。板井弁護士は、第三次訴訟当時、水俣法律事務所を開設され、馬奈木先生に続いて水俣市に事務所を開設された二人目の弁護士です。

発言者は、ご着席の順に、医師団の藤野糺先生、馬奈木昭雄先生、不知火患者会長の大石利生さん、園田昭人弁護士であります。

それでは、板井先生お願いいたします。

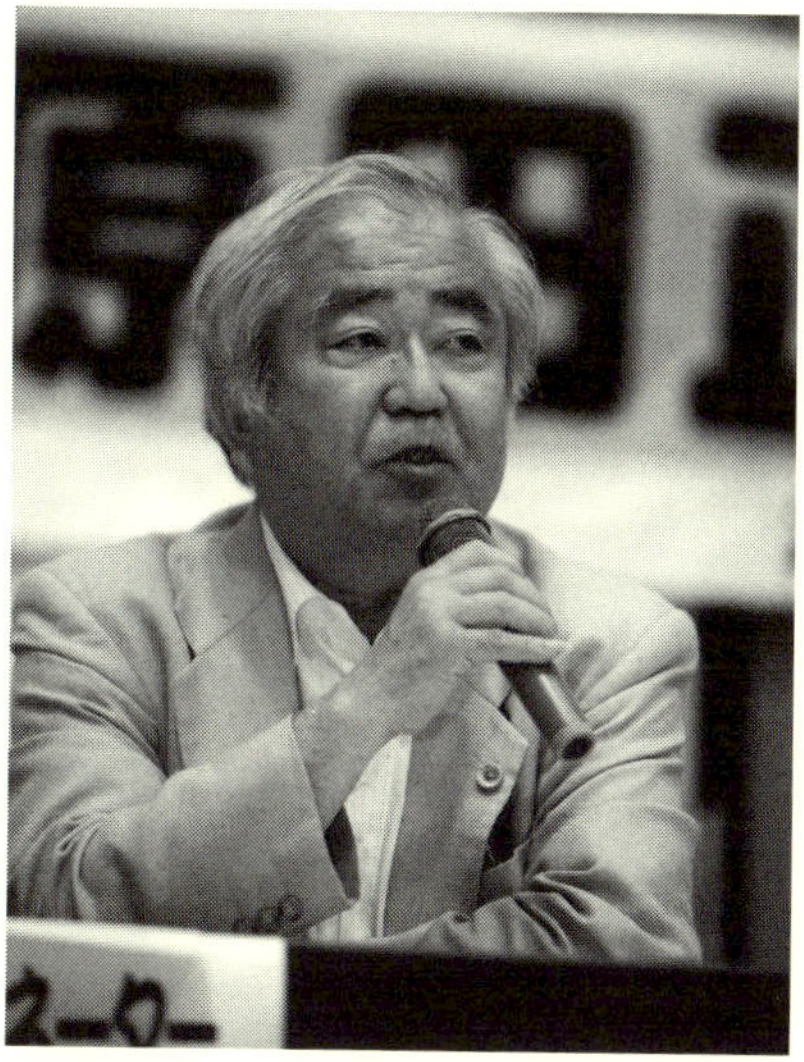
板井優弁護士

コーディネーター（板井弁護士）　弁護士の板井です。本日のシンポジストの方々から一人三分くらいで自分と水俣病との関係を中心に自己紹介をしていただきたいと思います。最初に藤野先生からお願いいたします。

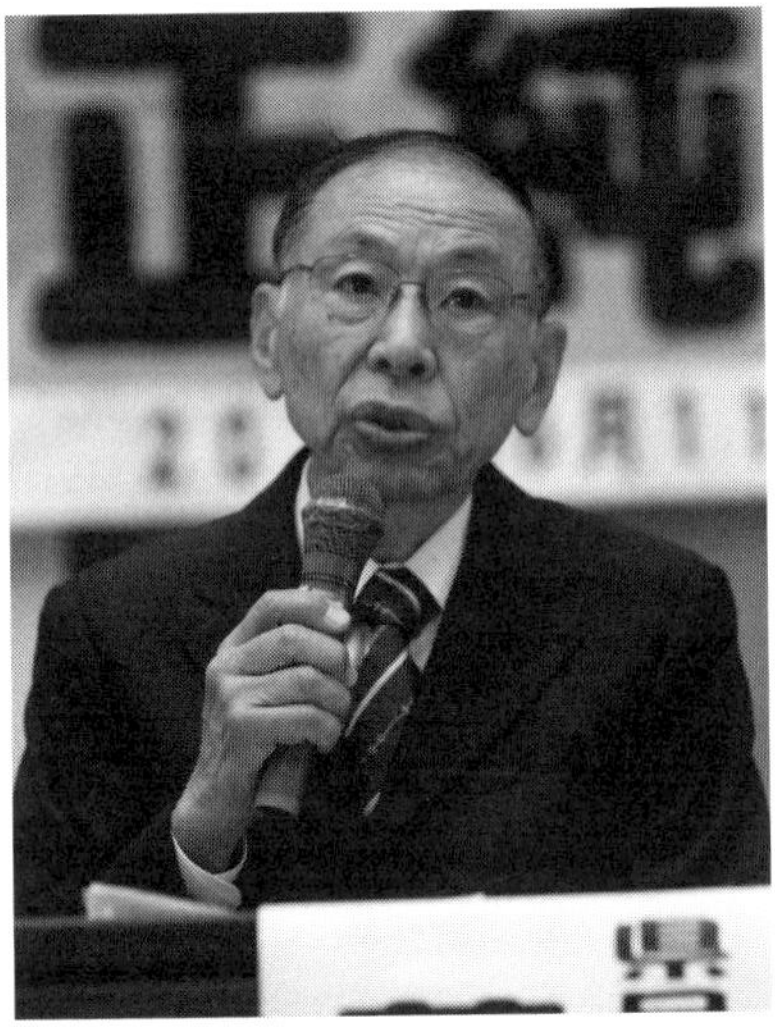
藤野糺医師

藤野糺　こんにちは。私は一九六八（昭和四三）年、ちょうど水俣病が公害病として政府から公式認定されたその年に医師になりました。一年間の研修の後に熊大医学部の神経精神科に入局して、先ほどお話のありました立津政順先生、あるいは原田正純先生に精神医学の指導を受けました。

私が最初に水俣病の患者さんを診ましたのは、一九七〇（昭和四五）年の三月ですね。立津教授の審査会検診の際に診察補助者、お手伝いとして、水俣に行った時が初めてであります。その後、同じ年の昭和四五年六月、ボランティアの活動ということで、県民会議医師団事務局長として、水俣病第一次訴訟の支援と潜在患者の発掘に従事しました。教室における研究の課題としては先天性、すなわち胎児性水俣病の多発した地域で、多発した年に生まれた者が生徒として在籍していた水俣市袋中学校での一斉検診に取り組みました。翌年にはその校区の三分の一に当たる濃厚汚染地域である湯堂、出月、月の浦の赤ちゃんからお年寄りまでの全住民を対象とした悉皆調査へと発展しましたが、この調査にも教室員の一員として参加しました。

その後一九七二（昭和四七）年より水俣に転居しまして、多発地区内にありました精神科の病院、現みずほ病院に勤務して、治療と潜在患者のさらなる発掘に取り組んできました。それでは不十分ということで、一九七四（昭和四九）年に水俣診療所を建設しまして、四年後に水俣協立病院へと皆さんのお力で発展させていただきました。そして、定年の六〇歳まで勤務しております。その後現在でも週一回水俣に通っています。

コーディネーター　それでは次に馬奈木昭雄弁護士にお願いします。

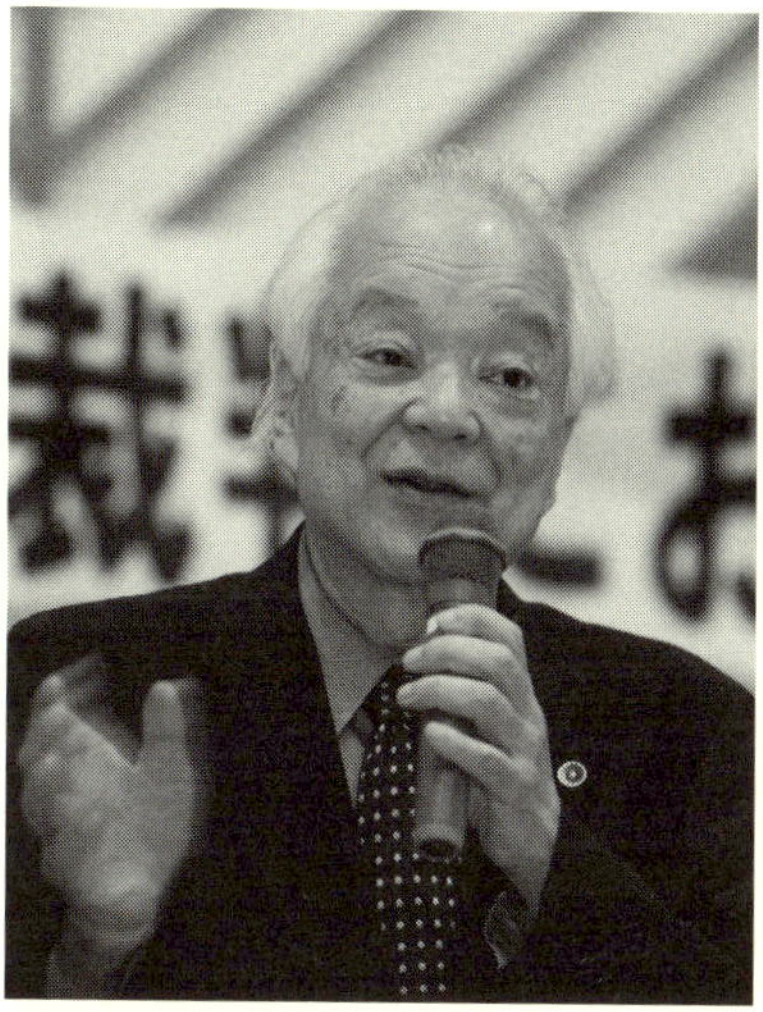
馬奈木昭雄弁護士

馬奈木昭雄　私は、一九六九（昭和四四）年四月に福岡で弁護士になりまして、六月の水俣病第一次訴訟の提訴に参加しました。その後福岡から熊本の会議や裁判に通っていましたが、訴訟をめぐっていろいろ困難な状況が生じていましたので、弁護団の誰かが水俣に事務所を開き、裁判に専従すべきだということになって、一番下っぱだった私がその任に当たることになったのです。一九七〇（昭和四五）年一二月から水俣に来て、県民会議医師団が宿にしていた月の浦の山田ハルさん宅に下宿しました。翌年三月水俣で正式に事務所を開設しました。

一次訴訟が一九七三（昭和四八）年三月に勝訴し、同年始められた水俣病第二次訴訟の母体の患者たちを中心に結成した水俣病被害者の会がチッソとの補償協定を七三年一二月二五日に、確認書を翌七四年一月に成立させたため、三月三一日をもって水俣の事務所を閉め福岡に戻りました。その翌年久留米で事務所を開き、二次訴訟、水俣病第三次訴訟に参加してきました。

水俣時代は藤野先生と一緒に、芦北や出水沿岸の集落をまわり、隠しこまれた患者の発掘活動や被害者の会の組織、支援の組織などを取り組みました。水俣診療所建設の呼びかけ人として、診療所を建設できたのもうれしい思い出です。

コーディネーター　ありがとうございました。大石さんお願いします。

大石利生　みなさん、こんにちは。私は水俣病不知火会の代表を務めておりますし、患者としてみなさんとともに闘ってきたものです。私の生まれは一九四〇（昭和一五）年五月一七日、水俣市で生まれ、水俣市で育ちました。

生まれた場所というのはチッソの排水門から六〇〇メートルぐらい離れたところで、私が小学校の頃、水泳をおぼえたのも排水門のところでした。その中で、大人の人が言っていたのは「ここに船をつなぐとフナ虫がつかないよ」ということを言っていた記憶があります。その時になんで虫がつかないのかもわかりませんでしたけれども、今になって思い出すと、確かに虫をも殺す有害な汚水を流していたのはチッソだと、だからそういう結果だなというふうに感じています。

昭和三六年のころ、たまたま市民病院に入院して水俣病の劇症の患者さんを自分の目で見たんです。その姿を見たときに頭の中が真っ白になりました。というのは、やせ細って骨と皮だけになりながら、生きるために一生懸命努力して頑張っている患者さん、そしてその患者さんの側で看護しているのは同じ患者さんです。そういうのを見て、これが水俣病かというふうに思っていたもんで、あの時、私はほかの病院で診察途中に、針で刺してわかりますかということをされたんですけれども、その時に私はわかりますと答えて、起き上がって「先生今のは何やったんですか？」と聞いたところが、針で刺された。「私は痛くはなかったですよ」と言うたところが、先生が「それはあんた、水俣病です」ということを言われたときに、劇症型の患者さんを見とったもんだから、そういうのと自分の身体は違うということで先生にくってかかっておりました。そういうのが水俣病との初めての関わりです。

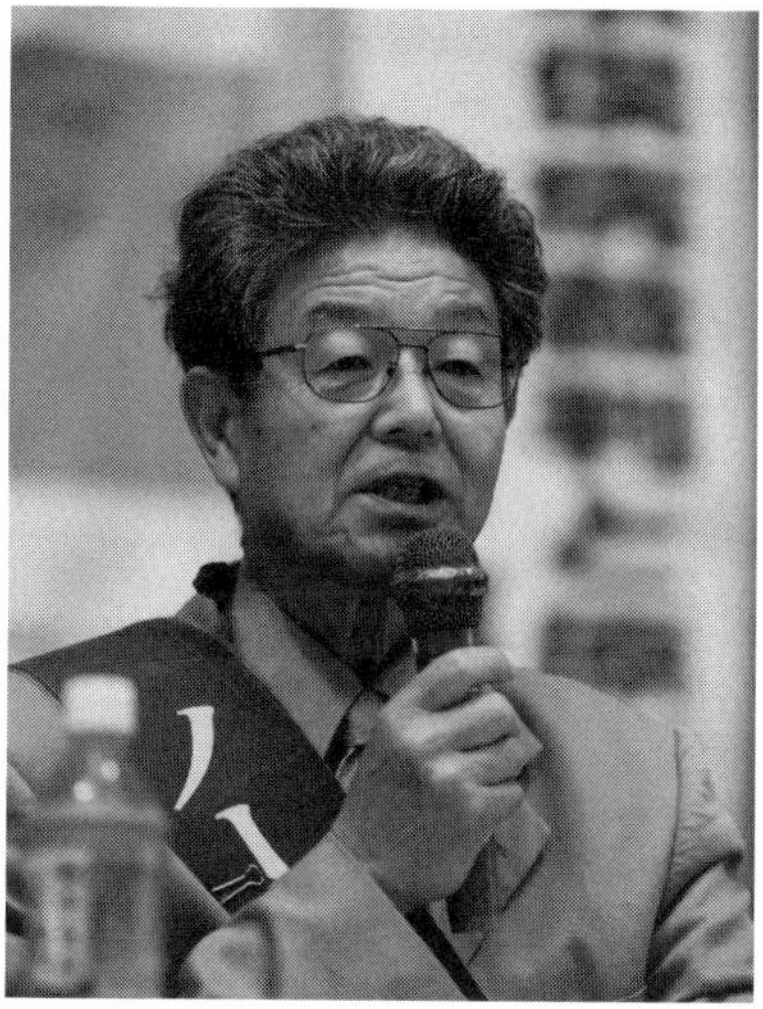

大石利生

二〇〇四（平成一六）年に最高裁の判決があって、水俣病の検診を受けてみませんかという病院のチラシを見て、三日間におよぶ検診を受けた結果は、診断は水俣病という病名がついていました。

それから患者会を結成することになり、「あなた患者会長をしてくれんか」というようなことを言われたときに、私は即答できませんでした。患者会の会長を引き受ければ、新聞にも載るしテレビにも出るだろう。そうなれば、妻をはじめ子どもたちは三人おりますけれど、それぞれ独立をし生計を立てていたので、子どもたちに影響はないかなと思っておりましたが、帰って来てそれぞれに電話したら、「父さんがそういう気持ちなら反対はしないよ」と言ってくれたので、患者会を結成し代表に入りました。

それからが本当のたたかい。それまでには、自分の身体というのは痛み、痛いということがわからない。味がわからない。肩がこる。カラス曲がりはもちろんです。そういう症状はいっぱいありましたけれど、自分の身体で体験したのは、本当に自分の身体は痛みを感じないのかと思って、寝るときにちょうど身近にあったはさみで一〇センチぐらいの傷を引いてきたんですけれども、その時に血は出たんですけれどもイタイとは思いませんでした。

またあるとき孫が来て、お風呂に一緒に入ってみたいなと思って、私が先に湯船に浸かってその子を入れたとたんに大声で泣きました。その時に妻が飛んできて、「あなたはこの子を茹で殺すつもりか」と私に怒鳴りました。そのときに私は本当に自分の身体はそういう熱も感じないのかと思って、実際に温度計を入れて五〇度に設定したお湯を自分の膝にかけてみたんですけども、熱いと思わずに、ただ足首を見たら真っ赤になっておりました。

そういうのを見て、やっぱり自分は水俣病かなと思いつつ、患者会に入っていきました。そういうのが私の経歴です。今日はよろしくお願いします。

コーディネーター　どうもありがとうございました。それでは園田昭人弁護士よろしくお願いいいたします。

園田昭人　園田でございます。私は一九八七年に弁護士になり、熊本共同法律事務所入所しました。熊本共同法律事務所は当時、水俣病第三次訴訟の弁護団の事務局がおかれておりまして、千場茂勝弁護士が団長をされ、所属している先輩弁護士全員が弁護団に入っておりました。その関係で自然に私も水俣病弁護団のメンバーに入ることになりまして、弁護団活動の中で原田正純先生と知り合ったんです。

二〇〇五年一〇月に水俣病被害者の新たな国賠訴訟でございます「ノーモア・ミナマタ」国賠訴訟が提訴されましたが、その弁護団の団長になりました。この訴訟は当初五〇名でスタートしたわけでございますけれども、後には三〇〇〇人規模ということになりまして、二〇一一年の三月にチッソと国と熊本県との間で和解が成立しました。これで訴訟はすべて終了することになりました。以上です。

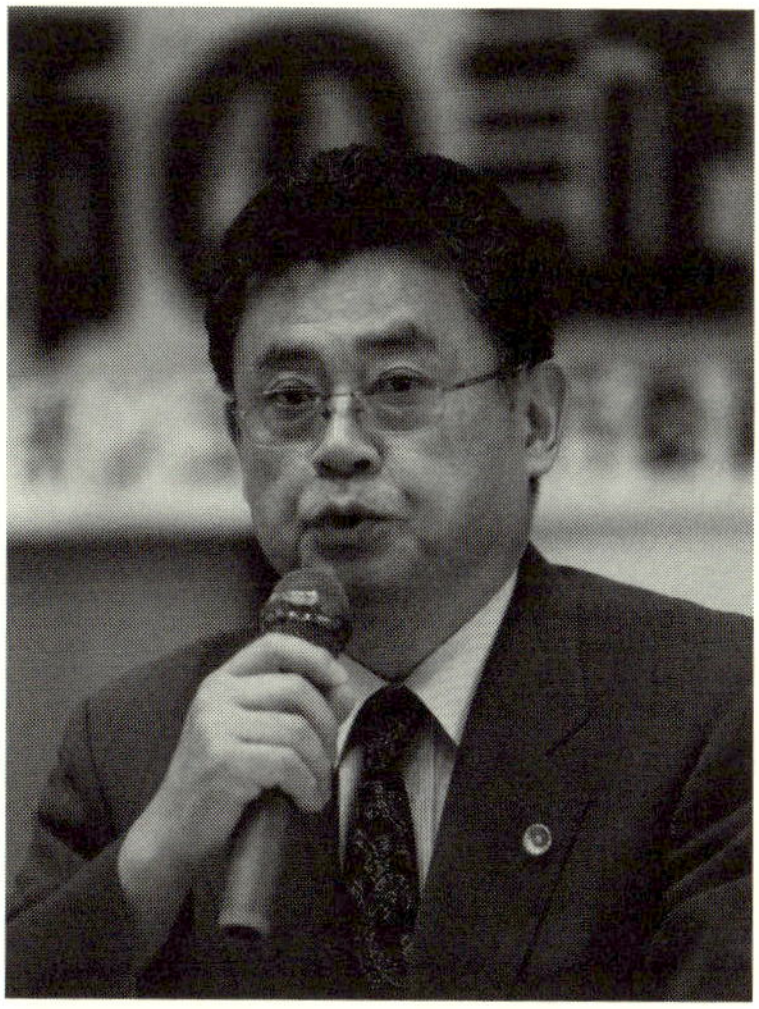
園田昭人

コーディネーター　原田正純先生が亡くなってもう一年が経ちました。今日は、原田先生と水俣病裁判の関係でシンポジウムをして、水俣病における裁判の役割について考えてみたいと思います。

一九七二（昭和四七）年一〇月に公刊された岩波新書の『水俣病』を紐解きますと、その「あとがき」で（精神科の）医師として水俣病にかかわるか、本を書くことによって水俣にかかわるのかを悩んだ上で、この本を書いたということを述べています。この本の「はじめに」で原田先生が水俣にかかわったのは昭和三五（一九六〇）年で、最初は、熊大精神科の宮川九平太教授に師事し、宮川先生が昭和三五年九月に病死した後は立津政順教授に師事し、昭和三六年七月に立津先生と一緒に水俣現地に行き、そこで水俣病患者の症状のひどさと多彩さに驚いています。

そこで、藤野糺先生の『水俣病の真実』（大月書店）には、原田正純先生が「立津政順教授と藤野糺先生――遺産の継承者」のテーマで寄稿しています。その中で、立津先生について「診察室で診て、病棟の中で様子を観察し、さらに生活の場で診ること」をやかましくいっていたと書かれています。そのことについて、本日のトップバッターとして藤野先生にお話をして頂きたいと思います。

余談ながら、立津政順教授は、旧姓玻名城《はなしろ》といって、沖縄の旧制県立二中の出身で私の遠い親族のようです。

藤野糺　立津政順先生は昭和三六年四月に着任されまして、すぐに「水俣病は学会報告では脳が重篤に傷害されているのに比べ、臨床症状が単純すぎる。もっと多彩な病状を示すのではないか」。さらに「報告されるのは重症者だけだがもっと軽症者はいないのだろうか？　同じ魚を食べた家族に症状はないのだろうか」。そのような疑問を持たれたということを原田先生が本の中で書かれています。

そして昭和三六年七月に立津教授が誘って水俣現地へ行かれました。この時が原田先生にとっても初めての現地訪問だったという事になっているようです。なぜ、現地調査ということになったかということですが、立津先生は戦前に東大精神科におられた時、東京都の三宅島という島で、「どのような精神疾患がどれくらい存在しているか」を明らかにするために、全住民を対象にした悉皆調査をすでにされた経験があるのです。精神疾患の有病率の調査ですから、当然初めから一人ひとりを精神科医師が直接診察して診断を下すわけです。このように生活している現場で診る、家族ぐるみで診るということを戦前から会得されていた、そういう素晴らしい先生でした。

先ほど話しましたように、私が水俣病患者を初めて診察したのは一九七〇（昭和四五）年三月、立津先生に連れられて認定申請者の検診に水俣市立病院に行ったときです。私は初めての水俣病診察だったものですから、教授の筆記者（ベシュライバー）となり、水俣病の所見の取り方を直接に教わりました。この時、立津先生が神経・精神症状が日常生活の中でどのような障害として現れているか、症状の経過はどうか、家族の中で同じような症状を呈する者はいないかなどを重視して患者さんを確認されていました。私はもちろんですが、原田先生もこのような診察や診断の仕方を学んだと述べておられます。

そのようなことから、立津先生は患者さんの生活の場である自宅での診察を重視して、気軽に行かれていました。その後の水俣病に関するエピソードで原田先生の本に、一九七一（昭和四五）年の紅白歌合戦が始まってもまだ診察を続けていたという湯堂Ｉさん宅での検診の時は、実は私も一緒におりました。

原田先生が書かれていないことで、私が経験した二つの特徴的なことがあります。一九七二（昭和四七）年の七五三のお祝いのとき、水俣市月の浦の坪谷というところの第一、第二号患者さんの発生していたTさん宅のことです。それらの患者のうち姉の方のお祝いが襖一枚隔てた隣室では真っ盛りの中、立津先生はお祝いの言葉と同時に診察を願い出て、生存している妹の二号患者さんと共にその両親や一号患者の姉を診察しました。

同じ頃、同じ坪谷で、今度はお通夜の時です。Yさんといって、一つの会派の代表をされていて、子共さんが中学一年の時発病して非常に苦労された方です。そのYさんがお亡くなりになって、お通夜の時ちょうど通り合わせましてお参りに行ったのです。そうしたら、急性の重症患者さんの兄弟が一緒におられたのです。お通夜ですから集まっておられるわけですね。その人たちをちょっと診させてもらえないだろうかとお願いして、隣の部屋で診察をするという、そういうふうなこともありました。ですから、「機会を逃さずに診られるときにはちゃんと診ておかなければいけませんよ」ということも合わせて私たちに指導して下さいました。

コーディネーター　藤野先生ありがとうございました。

その後、原田正純先生は胎児性水俣病患者を発掘したことでよく知られるようになります。そこで、原田先生の熊大精神科における弟弟子である藤野糺先生に、熊大精神科と水俣病、熊大精神科の原田正純医師と水俣病の関係について、再び藤野先生のお話を伺いたいと思います。

藤野糺　熊大精神科の宮川九平太教授は、水俣病の原因究明時代はタリウム説を説いていました。それは奇病に特徴的な感覚障害との関係でタリウムが原因だというふうに考えておられたのですね。三〇編の原著論文と指導論文を報告するなど積極的な取り組みをなさいました。しかし、無理がたたったのか昭和三五年九月に「水俣病は最後までやれよ」という言葉を遺して急逝されたことを原田先生は述べておられます。

立津政順先生は先ほど申し上げたとおり、重症の患者だけでなく軽い人がたくさんいるのではないかなと思われたわけですけれども、追跡調査という言葉を立津先生は遺されました。経年変化ともいわれます。最初に診た人たちがその後どうなっているかということをものすごく重要視されていたのです。それで、立津先生の三部作といわれている「水俣病の神経症状」、「水俣病の精神症状」そして、原田先生の定番である「先天性外因性精神薄弱」、胎児性のものですね、それらに加えて、今申し上げた「水俣病症状の経年変化」、そういうことを重視して取り組まれました。

さらに動物実験としまして、「実験的水俣病の電子顕微鏡学的研究」、さらに「メチル水銀の胎盤あるいは母乳を経由しての仔ラッテへの移行」などの研究もずっとされています。

ですから、これらのことは原因究明に功績のあった熊大第一内科の取り組みとは対照的です。徳臣晴比古教授や岡島透講師らは一九六〇（昭和三五）年七月より、毛髪水銀高値者の調査をします。成人一一五二人の調査をするのですけれども、初めは問診といってアンケート調査ですね、それでピックアップしたのは二四人だけなのです。その二四人の中で三人が水俣病です。あと五人が要経過観察者という結果でした。そして、経過観察をした報告もなく、水俣病は昭和二八年から始まって三五年で終わったと結論づけて、その後の研究をストップし、水俣病は過去の病気だということで終わらせたのとは随分違うわけですね。アンケート調査から始まった方法では患者は発見できないということもそうですけれども、当時は先ほどの大石さんのお話にもありましたように、当時は急性の脳症状を呈するか、それに近いような状態の人だけを水俣病だと考えて、その底辺にある比較的軽い人を水俣病と考えなかったのでこのような結果になったのではないかと思います。

立津先生、原田先生らはその後も水俣病の研究をずっと続けます。そして、一九六八（昭和四三）年九月に政府の公害病認定を迎えました。それがあってから、水俣病の地域調査がしやすくなりまして、袋中学校の全生徒を対象とした検診へと発展します。

原田先生は先天性水俣病の研究当時、多発していた原因不明の脳性小児麻痺患者を先天性水俣病と確定させる上で、同時に存在していた精神遅滞（知的障害）の患児を多数発見しながら、問題となっていた脳性小児麻痺患者から除外していました。原田先生はそれについて、かつての調査対象者が当時水俣市立袋中学校の一～三年生として在籍していた全員を対象とした健康調査を計画されました。

私は原田先生の指導と教室員の協力を得て七〇年夏よりその調査に取り組み、私の水俣病に関する初めての研究論文としてまとめられました。結果は、原田先生の予想どおり一八％の生徒に水俣病にみられる神経症状を伴った精神遅滞、今は知的障害といわれますが、精神遅滞が確認され、それらはメチル水銀の影響と考えられました。

この研究は翌年より、「熊本大学医学部一〇年後の水俣病研究班」の同じ袋校区の三分の一にあたる水俣病多発地域の湯堂、出月、月の浦の悉皆調査へと発展しました。この調査でいろいろな問題が明らかになります。一番は底辺がどれくらいいたかということですけれど、受診者九六五人中、生存の旧認定の典型患者三七人の他に二三八人、計二七五人と八・五倍の患者（全人口比三二％）が存在していました。

他にもまた、馬奈木先生がちょっとおっしゃられたような全身病としての報告もあります。特に、膵臓に。動脈硬化にも関係する。それだけじゃなくて大変びっくりすることが二つあります。

一つは、調査した一九七一年、七二年にも患者発生が認められまして、そしてその当時、水俣湾内外の魚介類の水銀値が高かったのです。そういうことで「慢性微量中毒の存在」があるのじゃないかと。立津先生は思いきったことをいったまでです。水俣湾じゃないのですよ。「不知火海の漁獲は安全性が確認されるまでは操業を中止すべきだ」と。安全性確認のために操業を停止しても安全性を確認しろと、こういうふうな問題提起をいたしました。

さらに同研究班は、有明海に面する対照地区で水俣病と区別できない一〇人の住民を発見しました。有明海には過去操業したアセトアルデヒド工場と当時操業中の水銀を使用した苛性ソーダ工場が存在したことから、水俣、新潟に続く「第三の水俣病の可能性がある」という重大な問題提起をしました。これが事実であれば、全国四九カ所で稼働中の苛性ソーダ工場は操業中止となることを意味していました。

もう一つ大事なのは、調査というのは、対照調査すなわちコントロール調査が必要ですね。それで汚染がないという所を、当時は有明海と考えていたわけです。それで天草の有明町という所を対照にして調査したところ、一〇人の、水俣病と区別できない、すなわち同じ症状を呈する人が見つかったわけです。そして、そして、汚染源がそこには二つありました。宇土にある日本合成熊本工場、これがチッソと同じアセトアルデヒド工場、もう一つは三井東圧化学大牟田工場ですね。ここは苛性ソーダの工場です。その発表をしたあと原田先生が大牟田市で水俣病の患者さんを発見するのです。その後一週間ぐらいで私たちが、徳山湾で類似患者さんを発見します。徳山湾というのは全国四九の苛性ソーダの工場の中で生産高が第一位二位の二つの工場が排水を流しているのです。徳山湾の問題は山口大学も灰色としました。しかし、そういうことで第三水俣病という問題が起こってくるのですね。熊本の水俣病、新潟の水俣病に次いで、有明海は第三の水俣病、徳山湾は第四水俣病と言われて、そこでは人体被害を認めれば、稼働中の工場は操業を停止しなければいけなくなる。

そこで政府が、今まで認定が増えていた水俣病の認定を制限されました。第三、第四は絶対に認めないと否定し、今まで認定患者が増えてきていた第一、第二の水俣病もこれ以上は認定しないとされました。私は、この第三水俣病問題を契機に政府の「水俣病切り捨て政策」が強行されてきたと考えています。

この二次研究班の調査に熊大精神科は教室を挙げて取り組みますが、その中心は立津政順教授とともに原田正純先生でした。

コーディネーター　藤野先生ありがとうございました。もう一度続けてお話をお願いしたいのですが、県民会議医師団と原田正純先生との関係をお願いいたします。

藤野糺　県民会議医師団は一次訴訟が起こりまして、それを支援することで県民会議ができたんですね。その医師団ということで正式発足は一九七一（昭和四六）年一月ということになっているのですが、実質的な活動は一九七〇（昭和四五）年の六月ですね。

最初に原田先生の案内で現地を訪れています。この時は水俣保養院が集合場所で川本輝夫さんたちとも会ったのですね。川本さんたちがやっていた行政認定審査の患者さんも私たちは診ました。原田先生が診断書をまとめられたので、原田先生が有名ですけれど。それからあとはずっと一次訴訟の原告患者を診まして、その家族を診て、その隣の人を診てというふうにして、私たち自身が水俣病の病像をつかんでいったのです。

それでどのくらいの認定患者が出たかといいますと、一九七三（昭和四八）年七月までは二一〇人の患者の中で二〇二人、九六％が認定です。当時一一六名が私たちが取り組み始めた時の認定患者の人数ですから、ずいぶんたくさんの人々を私たち医師団が確認したわけです。

質問に対する結論ですが、原田先生はずっと医師団として初めからずっと一緒になってやってきたわけですね。原田先生は学者ですので、私たちが名簿として挙げていないかもしれませんけれども、そういうことです。先ほどの話がありました共通診断書のことだとか、二〇〇九（平成二一）年の大検診、三年後の二〇一二（平成二四）年の大検診などは文字通り一緒になって、一体となってやっていたということで理解してよろしいのではないかと思います。

コーディネーター　藤野先生ありがとうございました。水俣病第一次訴訟の関与については、原田先生は先ほど紹介した『水俣病』の中で詳しく書いていますが、ここで、水俣病第一次訴訟を闘うために昭和四〇年代半ばに水俣で事務所を開いておられた馬奈木昭雄弁護士から、水俣病裁判と原田正純先生の関係についてお話しいただきたいと思います。馬奈木先生は、当初県民会議医師団が宿舎として使っていた山田ハルさんに宅にお世話になっていました（一〇三頁）。また、藤野糺先生とは同じ年ということもあり、よく一緒に行動されたとのことです（一〇四―一〇五頁）。馬奈木弁護士、お願いします。

馬奈木昭雄　すでにお話ししたとおりですけれども、今ご紹介いただきましたように、山田ハルさんのお宅を県民会議医師団が宿舎に使っておりまして、だいたい月に最低でも二回土曜・日曜泊まりがけでお出でになったんで、上妻団長以下若い女性の看護師も連れて一緒に泊ったということがありました。

　先ほどの立津先生と原田先生の関係で、私どもが裁判をするときにですね。今までは交通事故でも労災でもそうですけれども、お医者さんの診断書で例えばこういう症状があります、視野狭窄があります、あるいは知覚障害がありますと書いてあります。その結果患者の日常生活の上で何が起きるのか、どういうことが起きるのかって全くわからない。診断書だけ見ただけじゃ。という話がまず一つです。例えば知覚障害があることによって日常生活がどう破壊されるのか。その知覚障害が日常生活の中で、どういう場面で現れるのかどういう現れ方をするのかが問題になるわけです。

逆の話で、これは原田先生からお聞きしたのか藤野先生からお聞きしたのかはっきり覚えてないのですが、立津先生のお話として、患者さんが診察室に入ってきますよね。その時、入口の戸を開けて入ってくる。そして診察する自分の前まで椅子に腰掛けるまで歩いてくる、その時の歩き方。そして前に座って上着を脱ぎ、シャツのボタンを外す。そのボタンの外し方。もう少し言いますと、ボタン外しが嫌なもんだから、ボタンが付いている下着を含めて一切着てこない。ボタンを外さなくていいのを着てる。小脳障害で運動失調があるという場合にも、運動失調の症状の取り方の問題としていろんな検査をしなくても、例えばよく言われる、歩いてくる動作がのろいとか服の脱ぎ方が不器用だとか、そういう不器用、のろいという言葉で表現されるんだけど、実はそれは運動失調としての症状と捉えられるんだよと、そういう捉え方をするんだよということをお聞きしたと思います。これを私どもが損害論、被害を書くときに運動失調があったらこういう問題があるんだよと。こういう生活上の問題が生じるのだということを注意しました。

私は患者の被害の事実の確認と裏返しの話だと思ってお聞きしましたけれど、例えば先ほどの大石さんのお話で、温度がわからない。お風呂の温度が湯加減がわからない。奥さんが料理をしても全く味がわからない、料理のことでご主人とそこでケンカになるという、そういう被害がいろいろ重なり合い組み合わさってさらに重大な被害が起きてくるんだという、その被害の捉え方の大切さを学びました。

だから、原田先生の証言のときは、まず原田先生が症状の説明をされます。そのあとで、その結果日常生活で何が起きるんですかということを詳しく聞いています。非常に丁寧に裁判官に説明をしたことになったんじゃないかと思います。医師団にも診断書もそういう診断書の内容を書いていただき、私たち弁護団ももちろん患者からの聞き取りを陳述書として日常生活がいかに破壊されたか、いかにそれまでの生活が奪われ、歪められたかということを細かくエピソードとして描きました。そういうことで被害の立証を徹底してやりました。

それから知覚障害があるんだよと、例えば針で刺して痛いかどうかという話があるんですけれども、国側の医師が感覚障害の検査など、たとえば針でついて痛さを確認する検査など、患者がウソをついてごまかせば本当のところはわからないんだ、客観的な検査とは言えないんだ、という趣旨のことをおっしゃる。これでもまだ痛くないかと言って血が出るまで刺したという話まであります。私などはそんなことをおっしゃるのは実は認定審査会の医師の検診自体が、実は決して専門家の検診などではない。単に水俣病を勉強していない知識を欠く医師だというに留まらず、一般的に言っても診察の技術を著しく欠落させた未熟な恥かしい医師だと言わざるを得ないと思うのですね。立津先生が指導されたように生活全体のなかで、患者の症状をとらえることをもちろん医師がしていれば医師が患者のウソにだまされてしまうなどというような、医師として恥かしい話などになるわけがないと思うのです。

現実に感覚障害について、もう藤野先生、原田先生が言うんですけれども、そんなもんいろいろ難しい検査なんてせんで熱いお湯を持って来てもらえばいいんだと。今でも覚えてるんですけど、裁判で原告患者に熱いお湯を持ってもらおうということになり、私が「藤野先生温度は何度にしましょうか」って言ったら、「七三度でたんぱく質が固まるからそれより少し下の七〇度くらいで」って答えるから、「えっ？」って驚いて言ったら、「冗談冗談」って「それじゃ火傷する」っていうようなやりとりもありました。結局四五度ぐらいでしたね。

というような話で裁判では実際にやってみるわけです。裁判官はその熱いお湯を触ることすらできません。指触れただけでその熱さにびっくりして。患者さんはそれをじっと持っておられる。福岡高裁の時ですけれど、裁判官が「もう早く置いてください」と、「もうわかりました。もういいです」という話になるんですね。まさに日常生活の中で患者の生活実態として捉えるんだよと言うことを、ずいぶん具体的に勉強させていただいたと思います。それを私どもの損害の主張の中で当然強調させていただきました。

患者の介護についても、寝たきりの患者さんの看護と、胎児性なり小児性水俣病の患者さんがある程度の年齢になって走り回って危なくて目が離せない。ずっと付きっきりでみるのと、どっちが余計大変だと思うか。そういう比較の問題じゃないだろうって原田先生がおっしゃる。とってもよくわかることです。ランク付けがいかに難しい誤った方法かということだと思います。

東京大学の脳の病理の専門家である白木先生が、ワクチン禍の患者さんで脳に障害が出てる人の看護、一体一日中具体的にどういう看護をするのかということについて、二四時間付きっきりで観察記録を続けていらっしゃる。同じことを介護で藤野さんの病院ではなさっていただいたんだけれども、要するに症状の有無の診断のとらえ方の問題がまずあるかと思います。次に認定基準をどう変えさせるのかという問題に話はいきますけれど、認定基準の問題だけではなくて日常の症状をきちんと捉える症状の有無の捉え方の問題が認定問題の根本としてあると思っていま す。それを改善するためにいったいどうしたらいいのか。たとえば先日最高裁が、国の認定が誤っていると言って認定を棄却された原告を水俣病と認定すべきだと判決しました。それを受けて、いろいろな方が一斉に国の認定基準が誤っているということが明らかになったのだから、国は認定基準を改めるべきだったと議論されています。

私はこれまでの事実の経過をみれば、認定基準を改めて、ただ良い基準にかえさえすれば水俣病患者の未認定の問題は解決する、というその考え方自体がとうてい理解できません。もちろん、原田先生と県民会議医師団が作成した水俣病患者の判断基準が採用されれば、それは大変な前進であることは疑いありません。しかし、それだけでは問題の解決にならないことは明らかです。認定制度を現実に運用する際、実際に患者を診察する担当の医師が当該被害を充分に理解していなかったり、あるいは一定の予断をもって診察すれば（水俣病においては、ニセ患者、水俣病志願者という表現が現実に使用された）、当然資格要件に該当する症状を有した被害者でもその症状を診断してもらえず、症状なしとして切り捨てられ認定されないことになりかねないのです。このことが水俣病患者が行政認定制度に不信感を抱いた最大の理由となっています。したがって、たとえ認定基準をゆるやかに設定したとしても、この症状を診断しないという切り捨ての問題の解決にはならないのです。

私たちはその問題の解決を、県民会議医師団の診断書を活用することに求めました。いわゆる司法救済システムの提案です。福岡高裁の友納裁判官の努力により、この司法救済システムは実際に有効なのだという案の作成までたどり着きました。チッソと県もこの友納和解案に賛成し、後は国が賛成しさえすれば実現できたのですが、国はガンとして拒否し、私たちはそれを認めさせることができませんでした。あの第三次訴訟の政治結着の時、友納和解案を国にのませることができていれば、その後の患者救済の展開は、ずいぶん違っていたはずです。ノーモア・ミナマタ訴訟も必要なかったし、時期による切り捨て、場所の範囲による切り捨ての問題もなかったと思います。さらにその後の正しい治療の問題があるのですね。そのような種々の問題が存するのですが、それらを総合的に、全体を総合的に物事を考えていくんだよっていう、これは原田先生の哲学だったというふうに考えています。私もそれを受け継いで損害という場合、あるいは患者さんの被害という場合にそれを捉えようと努力していこうというふうに思っています。

コーディネーター　馬奈木昭雄弁護士ありがとうございました。

先日、熊本大学で「原発を問う民衆法廷」というものが開かれ、ノーモア・ミナマタ国賠等訴訟原告団長を務められた大石利生さんが原告として意見陳述をしました。水俣病公式確認から五〇年の歳月が流れてもなお裁判で闘わないと救済されないという現実があります。原田正純先生は「水俣病を見た者の責任」ということをよく言われていましたが、まさに大石さんの人生は水俣病そのものであります。大石さんが闘ってこられたノーモア・ミナマタ国賠等裁判を振り返ってみて、今のお考えをお聞かせください。

大石利生　私自身が原田先生と直接会ったのは、私が二〇〇七（平成一九）年の頃脳梗塞をやったあとじゃなかったかと思うんです。原田先生と会って、「先生、同じ病気ですね」と言ったら、「ああそうだよね」という、世間話的な話からはじまって、「被害者はちゃんと自分のことを訴えんといかんよ」と、先生は先生で「医者は医者の立場でちゃんと被害者をみらんといかん」と言われたのが私の記憶に残っています。それ以来、先生に会うときのあいさつは「調子はどがんですか」というようなことから言って、「お互いに先生、まだ生きとるですね」って言うと、「うん。生きとる間はがんばらんといかんけんね」というのが、原田先生の私に対する言葉でした。

それが急に他界されたということで、非常に悲しく思い、しかし先生がおっしゃられたことを私たち被害者がしなければならないということは、新たな闘いとしてやっぱり自分たちががんばっていかんといかん。それには患者自身が自分の声で自分の症状を訴えることが一番じゃないかなと思っております。

そういうことで二〇〇五（平成一七）年の一〇月にはじめてノーモア・ミナマタ国賠訴訟という第一陣を提訴したんですけれど、その時大臣であった小池百合子大臣の言ったことは「原告らは和解を求めているようだが、国は和解には応じない」ということをその日のうちに公表しています。それに向け私たちは腹が立って、加害者がなんでそういうことを言うのかなと思いながら闘ってきましたけれど、やはり原田先生が指導され先に立ってもらったというのは、私たちが裁判をやったときも資料として、共通診断書を作成の時も大検診のときに先生は検診の責任者ということで、代表ということでなっていただいたというのが、私の記憶に残っております。

そのようなことで、私は原田先生とのつながりというのは、ほかの先生たちみたいに詳しくはないんですけれども、本当に患者と先生、また先生は先生として裁判、証人、そういうのを数多くやらせていただきまして、私の頭の中にはそれが残っております。確かに、ノーモアの闘いをやった中で経験したというのは、すべての被害者を救済するというのが水俣病不知火患者会の会則です。鉄則です。それを実現するために私たちは五年半におよぶ闘いをやって、最終的には一〇〇％の救済はできなかったけれども、行政がやってる線引き、地域外内ということ、それから出生年度の範囲についても、私たちは少なくともよかものができたというふうに思っております。

そういう闘いをやってきたという経験が今後の闘いの糧としてあり、勝つように自分が生きている限りは続けていきたいと決意しております。

コーディネーター　大石利生さんありがとうございました。

「公害は被害に始まり被害に終わる」という言葉があります。被害と向き合って公害問題に取り組んで闘うことの大切さを教えた言葉です。一体どれくらいの被害があるのか？　水俣病では今も明らかではありません。原田正純先生は、ノーモア・ミナマタ国賠等訴訟の中で、統一（共通）診断書作りや一千名検診では実行委員長をされて奮闘してきました。そこで、この裁判の弁護団長をされた園田昭人弁護士から見た原田正純先生についてのお考えなどをお話しください。

なお、園田弁護士らが著した『ノーモア・ミナミタ訴訟たたかいの軌跡』（日本評論社）では、藤野糺先生が「原田正純先生を悼む」との題で追悼文を書かれています（二八四頁）。お願いします

園田昭人　原田正純先生は水俣病を見たものの責任ということをたびたび言われておられました。言葉だけみると堅い言葉なんですけれども、ニコニコしながら「見たもんだからね」とお話をされたのが、印象的でした。

原田先生がおっしゃる「水俣病見たものの責任」というのは、先ほど馬奈木先生がおっしゃいました「現場で事実に徹する」あるいは「公害は被害にはじまり被害に終わる」ということと同じことをいっていると理解します。原田正純先生はノーモア・ミナマタ訴訟で実際に現場で被害者と向き合うということを実践されておられます。

二点だけ紹介しますと、一つは二〇〇九（平成一七）年九月二〇日と二一日に行われました住民健康調査でございます。原田正純先生は住民健康調査の実行委員長としてこの大検診を計画され、実際に検診にもあたっておられます。この検診には一四〇名の医師が参加しましたが、その時の写真が前に掛けてございます。これは九月二〇日に協立病院でお医者さんやスタッフを前にして話されている原田正純先生のお姿です。

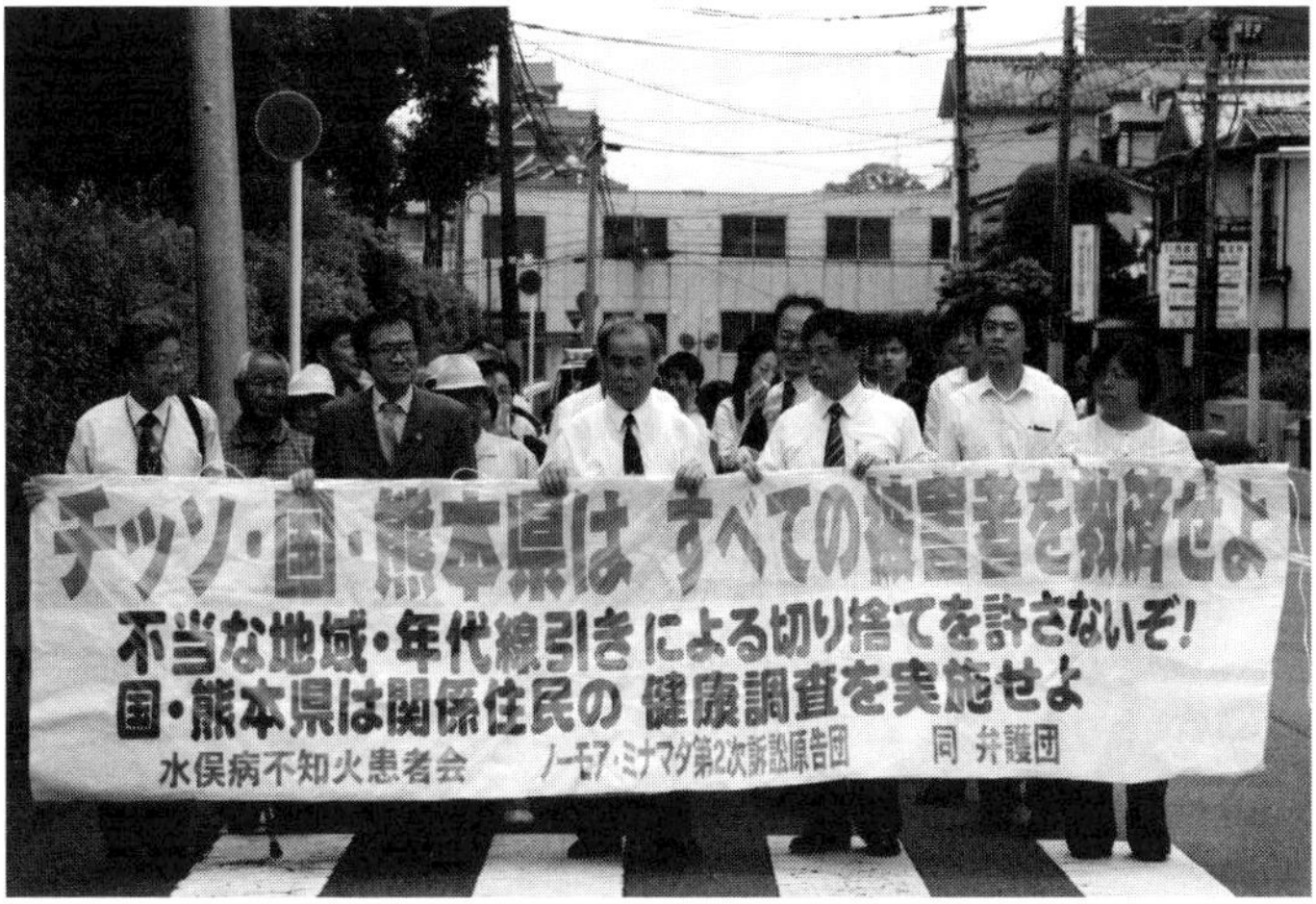
チッソ・国・熊本県は　すべての被害者を救済せよ
不当な地域・年代線引きによる切り捨てを許さないぞ！
国・熊本県は関係住民の　健康調査を実施せよ
水俣病不知火患者会　ノーモア・ミナマタ第2次訴訟原告団　同　弁護団
ノーモア・ミナマタ第２次訴訟のアピール

健康調査は、行政が当然やるべきことでありますが、何度要求してもやらないということで、原田先生が中心になりまして民間の医師スタッフがこれに賛同されて実施され、一九四四人の方が受診をしています。この大検診でわかったことでございますけれども、被害の広がりというのが非常に広範囲にわたっているということと、行政が言っている地域の線引きだとか年代の線引き、こういうものは不当だということがはっきりしたということだと思います。そして、大検診の結果、私たちのノーモア・ミナマタ訴訟では大量提訴につながりましたし、後の勝利和解にもつながっていったということでございます。

もう一点が共通診断書のことでございます。共通診断書というのは二〇〇六（平成一八）年の一月に原田正純先生と藤野糺先生、高岡滋先生が中心になりまして、統一した診断書の書式をつくったらどうかという提案をされたものです。長年水俣病の患者さんの治療とか研究に携わってきた立場から、それまでの裁判例なども踏まえて公平で確実な診断が行われるようにという目的で提案をされました。

その年の四月頃には書式が出来上がりました。その書式に基づいてノーモア・ミナマタ訴訟原告の診断を行いまして、裁判所に証拠として提出をいたしました。私たち弁護団としてはそれが正しい診断だということを徹底して立証するということに力を注いだわけでございますが、この共通診断書は結局基本合意で後に設けられることになります第三者委員会で公的診断書と対等なものとして扱われました。

その結果原告のうちの九三％の方が一時金の該当となる、という成果に繋がったのです。先ほどプロジェクターで映し出されておられました講演は共通診断書がどうしてできたか、共通診断書とはどういうものかということを原田正純先生が直接話をされている集会での模様です。以上です。

コーディネーター　園田昭人弁護士ありがとうございました。

ところで、馬奈木昭雄弁護士には、西日本新聞に連載された聞き書きシリーズをもとにした『闘い続けるということ』（西日本新聞社）、私も寄稿しました『勝つまでたたかう――馬奈木イズムの形成と発展』（花伝社）という本があります。政府は水俣特措法の申請を二〇一二（平成二四）年七月に打ち切りましたが、今なお、多くの方々が救済を求めているとも聞いています。津奈木町の町長は昭和三〇年代以降、津奈木町を出て行った同じくらいの数の人たちも含めて被害者がいるのではないかと指摘しています。

そこで、こうした事態について、馬奈木昭雄弁護士がどう考えているのかをお話しください。

馬奈木昭雄　まず、いくつかの問題がありますが、時間がありませんので基本だけ並べたいんですが、最初に認定基準の問題です。認定基準が水俣病像を正しくとらえたものとなっていないために、水俣病患者が不当に切捨てられている、という問題があります。これは話がゴチャゴチャになっている部分があってそうなっているおおもとの原因は、行政が一定の救済をするその救済制度の考え方との整理ができていないことにあります。

労災が一番わかりやすいんですけれど、そのときの救済の範囲をどういう線引きをするかという問題。これが法律上の世界での議論なんですけれども、被害者の救済制度は、当然、救済対象者を決定する必要上、一定の資格要件を定め、その要件該当者を認定したうえで、その認定者に規定されている給付を行うこととなります。本来水俣病の認定制度というのはそのはずだったんです。それは公害健康被害補償法に書かれています。行政が一定の救済をする範囲の線引きで、もともとは実はすでに一九五九（昭和三四）年一二月、いわゆる見舞金契約締結の時から始まっていた。この時発足した水俣病診査協議会は、事実上、この見舞金契約に基づく補償金の受給資格者を決定するための制度だったのです。

それとは別に水俣病としての医学概念としての線引きがある。これも話がゴチャゴチャになったのがもうひとつあるんですけれども、原因究明のときの原因をなるたけ特定するために特別の症状のピックアップし原因を明らかにするという問題がまずあります。これは認定基準の問題と重なっているようにみえますけれど、全く別の話なのです。実は水俣病患者として認定するために必要な症状とは何かということは、原因究明のために必要とされた症状とは全く別のことなのです。

次にその後の水俣病としてチッソによる被害を受けている環境汚染の被害者の救済の問題と、水俣病患者の治療をどうしていくかという問題、これは行政の救済ではなくて本当はチッソとの問題に当然なるんだけれども、さらに治療の問題というのは本来は別の話のはずですけれど、そういうものが全部ゴチャゴチャに全部ひとつになって、これは日本の政府が悪いわけですが、今の認定制度がすなわち医学としての水俣病の範囲の患者を全部拾い上げてるなんて馬鹿なことを言い出すもんだから、ややこしい話になっちゃってるんです。まず、そこの整理の問題がいるんじゃないかというのが一つです。

もう一つはいわゆる安全基準、とりわけ被害発生を防止するために必要な規制基準の問題として考えた場合に、世界で有機水銀の規制基準をどうやって作るかということ、これは原田先生が『水俣病』で指摘しておられるんですが、日本での患者さんの発生率のデータを参考にして外国でものを決めるんだというときに、日本で拾い上げた患者さん方というのはほんの一握りにすぎないんで、原田先生の有名なピラミッドで「頂上の一角だけしか拾えていない」、本当は裾野に膨大な患者がいる。そこまでの被害防止を考えたときに規制基準をどう持つかと。世界で日本のほんの一握りの患者さんを前提にして作った基準に、その基準を前提に物事を考えていいのか。それも本当にはまだ多数いるはずのほんの一握りの患者さんを前提にしたに過ぎないということがわかったときに、世界の人々は何て言うだろうかと、先生が指摘されたことはまったくその通りだと思いますね。

これは世界の問題であると同時にいま私どもが取り組んでいる、例えば廃棄物の問題、その危険性を何と考えるかという問題です。微量の未規制の化学物質の長期汚染の問題ですね。その時にさらに強調しなければいけないのは、水俣病で言えば、有機水銀は水俣病発生の時点では規制されていなかったということですよ。水俣病汚染で。そうすると未知の、未知ですから当然まだ知られていない、しかもまだ規制されていない微量な化学物質の汚染をどうやって防ぐのかということが根底から問われている問題であり、それがいま問われている問題の一番重要な点ではないかということですね。

私どもは、水俣に危険物がどれだけ入っているか充分にはわからない廃棄物処分場を持ってくるなんてとんでもないと。いま水俣には、日本最大の最悪の廃棄物処分場が実はすでに存在している。水俣湾の埋め立て地に、あれは水銀がそのまま放置されている。水銀だけじゃありませんよ。チッソが流したありとあらゆる毒物がそのまま放置されていると。あそこは埋め立てて、底の部分は抜けてるわけですよね。チッソが排水として垂れ流した汚染物質はこのまま底から海中に流出していると考えるべきです。今なお汚染が続いているというのは当たり前のことなんですよね。ということで、一般論でいうと未知の微量の未規制の化学物質の危険性をどうやって防ぐかということが、いま水俣に問われているんだよということ。

それから、さらに治療の問題。案外無視されていますが、当然必要です。一体どうやって治療をしていくのか。これは原田先生からお聞きしたものですけれど、神経細胞は回復しないと言うんだけど、対症療法をするだけで、例えばお子さんのけいれんを止めるだけで、患者さんはずいぶん楽になる。だから日常の起きている苦痛、被害を対症療法として治療をするだけでもずいぶん変わってくる。だから水俣病の治療の問題をもっと徹底してやらんといかんのだということだと、私は理解しております。

今後の問題としての今の、いまだに患者発生は続いているんだという事実を徹底して突きつけていくこと。これは県民会議医師団の意向ですし、やっぱりきちっとした医療体制を確立するための一斉検診、悉皆調査。全体が無理なら第二次研究班がやったような地域を選んでの悉皆調査、これが必要ですから。とにかくわれわれは評論家風にそれが必要だから行政はやるべきだとただ言っとけば済むのかという話ではない。私たちが自分たちの手で実行してみせる、さらにその実績を行政につきつけて行政の改善を迫っていくんだという取り組みがいま問われているんだというふうに思います。

コーディネーター　馬奈木昭雄弁護士、重ね重ねの発言ありがとうございました。ところで、藤野糺先生は、原田正純先生とともに、カナダやアマゾンにおける水俣病問題、この九州で発生したカネミ油症問題に取り組んできました。この関係で、被害から決して目をそらさない原田正純先生のお姿について、藤野糺先生の感想などをお話しください。

藤野糺　原田先生は被害者のいるところには万難を排してどこにでもいつでも、また粘り強く何度も足を運ばれました。それはご自身の健康が害されてからも続きました。そしていつも患者側の立場に立つ。弱いものの立場に立つということを貫かれました。私はカナダに四回、カネミ油症に三回ご一緒させていただきました中で、そのような態度を間近に見させていただきました。まさに医者の鏡だなと、私も先生に学んでそのような医者になりたいというふうに思います。

コーディネーター　藤野糺先生ありがとうございました。先ほどの津奈木町長の提出した水俣病被害についての発言のほかに、藤野糺先生は山間部の行商ルートでの水俣病被害、対象地域外とされる天草での水俣病被害の問題について発言をされています。馬奈木昭雄弁護士には、わが国で公害・環境問題に深くかかわった立場からの発言もいただきました。

そこで、これらの問題をどのように取り組んでいくのかについて、最初に園田昭人弁護士、その次に大石利生さんのお考えを聞かせていただきたいと思います。

園田昭人　補償を受けてない多くの被害者の皆様がおられるにもかかわらず、環境省は強引に二〇一二年の七月末で特措法の受付を締め切りました。それから特措法の検診の中では、血が出るほどの針を突き刺すということも起こっています。被害者となった方が、非該当者が異議の申し立てをしたのに対し、環境省は不服申し立てを一切認めないというような態度とっています。

二〇一三年六月六日に、不知火患者会とほかの患者会阿賀野患者会が環境省と交渉したんですね。この交渉の中で小林特殊疾病対策室長は開き直ってこう言いました。「特措法を締め切っても問題はないんだ」と、「再開の予定もない」と。「不服申し立てを認めなくても問題はない」と認定制度の「運用にも問題はない」と、そういう言い方でした。二〇一三年四月に溝口訴訟の最高裁判決のあったとき、後にそういうことを平然ということについて私は強い憤りを感じました。

翌七日にチッソに行きました。熊本鹿児島から被害者のみなさんが上京してるので、話をちゃんと聞くべきだと申し入れをしたんですね。大石さんと原田さんと三人で受付をしたんですけれども、総務の人が出てきて話を聞く気がないと、和解したじゃないかとかそういう言い方をするわけですね。大石さんが「一〇分でもいいから、体調が悪いのに来てるのに被害者の声をちゃんと聞きなさい。聞きくべきだ」と言ったんですけれども、一切聞く気は無いということで、被害者の声を聞くことすら拒否したということでした。

原田正純先生がおっしゃっていた見た者の責任、あるいは現場で被害に徹するという考え方と対極にあるのがチッソ、行政の対応ではないかなと思います。そうなると、まだ補償を受けていない水俣病被害者の皆様は、もはや裁判に訴えるしかないじゃないかと、こういうことに当然なってくるのではないかと思います。新たな訴訟が提起されるのは必至だと私は考えます。私自身も見た者の責任ということで、解決のための今後も微力ではございますけれども、尽力をしていきたいなと思っています。

コーディネーター　大石さんお願いします。

大石利生　被害者救済ということについては、いま園田先生から言われましたので重複を避けたいとは思いますけれども、患者会としての見解を述べさせていただきます。

私たちはノーモアの闘いでは一応和解勝利ということを勝ち取りましたけれども、それでもまだまだ多くの被害者がいるというのは現実です。特措法というのが施行されましたけれども、それによっても六万五〇〇〇人を超える人たちが救済を求めている。その現実を踏まえると、私たちはただ黙って行政に特措法の救済を任せているわけにはいきません。はっきり言って、行政は棄却という処分を出してきています。その人たちの救済はどうすればいいのかということについて私たちは十分討議をしてきました。

園田先生に言われたように、本当に救済を求めるのは司法の場でしかないというふうに私は思っています。そのためには少なくとも近く、第二次のノーモア・ミナマタ訴訟としてのたたかいを打ち上げなければならない時点に来ていると感じております。

そのためには棄却された被害者の方は、やはり先ほどから言っております自分の言葉で自分の症状を訴えて、広く国民のみなさんに知ってもらい、私たちは強力な弁護団、強力な医師団、強力な支援そして患者自身という四団体がひとつになって、すべての水俣病被害者救済の大義を掲げてたたかっていく決意をしております。

具体的に言うと先ほど繰り返しましたけれども、ノーモア第2次訴訟、それから裁判を起こすことによって、新たな掘り起こしの作業が出てくると思います。そして、そのことを全国のみなさんに訴え支援を受けながら、次の救済に向けてがんばっていくということをこの場ではっきり公言しておきます。また、そうやって原田先生の思いに答えるべく活動していくことが、原田先生故人に対するはなむけの言葉であり恩返しであるというふうに思っております。以上です。

コーディネーター　私は、弁護士になって水俣病第三次訴訟にかかわり、水俣病と向き合いました。二〇〇四（平成一六）年一一月一〇日、原田正純先生のやっておられた水俣学講義で話をしました。これは、『水俣学第3集』に載っています。私は、一九六九年に作られた水俣病訴訟弁護団の事務局長で、団長の千場茂勝先生ともども三代目であります。その時の講義でも言いましたが、被害者がいる限り、何代変わっても水俣病問題をたたかうというのが弁護団の言い伝えであります。

今日、まだ水俣病被害者がいるというこの現実を踏まえて、原田正純先生が私たちとともに裁判をたたかってきたということを大事にしながら、今後のたたかいがあることを皆さんと確認して本日のシンポジウムを終わりたいと思います。

II

寄稿

共通診断書への原田正純先生の思い

ノーモア・ミナマタ国賠等訴訟弁護団副団長　内川　寛

ノーモア・ミナマタ訴訟において、原告らを水俣病被害者と認めさせ、勝利的解決に導いた重要な要因の一つに、「共通診断書」の存在があります。共通診断書とは、原田正純先生が中心的・指導的役割を果たされて作られた水俣病の診断書式です。

これは、水俣病問題にかかわる医師が、当該患者が水俣病であることを診断するのに必要十分な内容を盛り込み、しかもそれまでに出されていた水俣病第二次訴訟福岡高裁判決、水俣病関西訴訟大阪高裁判決、同最高裁判決などにおける水俣病診断基準にも合致させることで、以後の司法判断に十分耐え得るものとなっています。

二〇〇六（平成一八）年一月九日、熊本における水俣病訴訟を支援してきた「公害をなくする県民会議医師団」の枠を超え、全国の水俣病被害者救済にかかわられた医学者らに呼びかけた共通診断書作成に向けた第一回の会合が開かれました。原田正純先生の呼びかけだったからこそ実現した歴史的会議です。この日から、高岡滋医師が実務の中心となって、急ピッチで共通診断書取りまとめ作業が行われ、ノーモア・ミナマタ訴訟が係属する裁判所も、「書式ができたら早く見せて欲しい」と弁護団に要望するなど、その成り行きを注目したものでした。

そして、被害者の迅速な救済実現という一点の共通の思いで、約三ヶ月後の同年四月一五日、最終会議において共通診断書式が確定しました。この書式の冒頭には、「共通診断書作成にあたって」との標題で原田正純先生の説明があり、その中で、原田正純先生は次のように指摘しています。

社会常識からみても、客観的にみても、現在の認定審査会および認定制度は事実上破綻している。ここに早急な患者救済を認定審査会に求めることは不可能である。

したがって、現在の認定制度における検診方法、診断の基準を医学的、実態的に検討し、自主的に改訂するために水俣病患者の診断や治療にかかわってきた医師有志が集まって討論を重ねた。

（中略）これまで確定した病像論を再度繰り返すのは早急な救済を懈怠し、いたずらに裁判を引き延ばすことになり、混乱に拍車をかけることになる。二〇〇六年四月現在、新しい水俣病申請者は三八〇〇人に達した。これらの患者の早期の救済を目指すことは、行政にとっても有益なことであるはずである。

原田正純先生が共通診断書作りにかかわるようになったのは、もともと県民会議医師団の藤野糺医師の働きかけによるものと聞いています。お二人でどのような話があったのかについて、詳細はうかがっていませんが、ノーモア・ミナマタ訴訟を提起して間もない頃、園田昭人弁護団長と私の二人で原田正純先生に提訴のご報告を兼ねてご挨拶に行くことになり、先生の研究室を訪問した際、先生が次のような話をされたことを記憶しています。

「三次訴訟は、多くの被害者を救済することになったのは良かったと思っている。ただ、医学者としては、釈然としないところがある。彼らは水俣病なんです。だからこそ水俣病だと診断書も書いた。あの診断書はどうなったのか、彼らは水俣病と認められたのか。そのあたりを曖昧にすることは、三次訴訟では解決のためにやむを得なかったことは理解しているが、今度の裁判ではやめて欲しい」

これは、水俣病第三次訴訟では多くの原告らが訴訟上の和解で救済されたが、水俣病患者あるいは水俣病被害者とは位置付けられていないこと、救済対象者の選定資料としては、公的検診のみであり、原告側の医師団が作成した診断書は使われなかったことへの不満を述べられたものでしょう。そのことで、裁判制度そのものへも釈然としない思いを抱かれていたのかもしれません。

しかし、裁判原告らにとって強力な武器となる共通診断書作りに取り組もうと決意されたのは、そうした釈然としない思いを超え、まだまだ多くの被害者が未だに放置されている事実を見過ごすことはできないという責任感と、今度こそ、医師団の診断書に基づいて、水俣病患者として被害者救済がなされるようにという強い思いであったのでしょう。

共通診断書は、ノーモア・ミナマタ訴訟における和解解決の際には、行政側の実施する公的検診結果と同等のものとして取り扱われました。このことが、冒頭に述べた原告らの勝利的和解に大きな力となったことは疑う余地のない事実です。

ノーモア・ミナマタ第2次訴訟でも、行政による「裁判の引き延ばし」「早急な救済の懈怠」を許さず、「早急な患者救済」を願った原田正純先生の遺志を受け継いで頑張りたいと思います。

ノーモア・ミナマタ第2次国賠等訴訟の意義と展開

ノーモア・ミナマタ第2次国賠等訴訟弁護団事務局長　寺内大介

ノーモア・ミナマタ訴訟で歴史的な勝利和解

二〇一一（平成二三）年三月、ノーモア・ミナマタ国賠等訴訟原告団（大石利生団長、二九九二名）は、熊本地方裁判所、大阪地方裁判所、東京地方裁判所で、国、熊本県、チッソとの和解を成立させました。

水俣病裁判史上、和解のテーブルについたことがなかった国を、和解の場に引きずり出し、原告らを水俣病被害者と認めさせたことは、歴史的な意義を有する勝利和解でした。

この和解は、①一時金各二一〇万円及び団体一時金三四億五〇〇〇万円に加え、②療養手当月額一万二九〇〇円～一万七〇〇〇円と③医療費の自己負担分の支給という、いわゆる「3点セット」の給付である点が、被害補償として重要です。

また、それまで、水俣病被害者がいないとされてきた地域（天草市など）や年代（一九六九年以降に出生）にも被害者がいること、近畿や関東に転居した潜在被害者が多数残されていることを明らかにした点で、すべての被害者救済にとって画期的な意義を有するものです。

ノーモア・ミナマタ訴訟の勝利和解とこれらの成果は、裁判をしていない被害者も励まし、水俣病被害者救済及び水俣病問題の解決に関する特別措置法（以下「水俣病特措法」）の救済措置に、六万五一五一人もの人が水俣病として名乗り出ることになりました。

水俣病の公式確認から五六年を経てなお、これだけの被害者が放置されていた事実には愕然とせざるをえません。

特措法に基づく被害者切り捨て――①地域・職業による切り捨て

水俣病不知火患者会のマンモス訴訟の拡大を恐れた国（環境省）が、二〇〇九（平成二一）年に制定を余儀なくされたのが水俣病特措法です。

同法は、「四肢末梢優位の感覚障害を有する者」等を水俣病被害者と認め（五条、一条）、「救済を受けるべき人々があたう限りすべて救済されること」を原則と定めています（三条）。

ところが、国（環境省）及び熊本県、鹿児島県は、「通常起こり得る程度を超えるメチル水銀のばく露を受けた可能性」（五条）を不当に厳しく運用し、戸籍の附票が廃棄された結果水俣湾周辺での居住歴が確認できないとか、居住地域や出生年による不合理な線引きによって、多数の被害者を救済対象外として切り捨てました。

特措法に基づく補償対象となるには、水俣病の症状があるだけでは足りず、水俣湾周辺海域の魚をたくさん食べたことの証明が求められます。

天草市倉岳町の大工の男性（64）は、検診で手足の先の感覚が鈍くなる症状が確認され、救済申請を決めたものの、汚染された魚を多食した証明が必要と聞き、「食べてしまったものをどうやって証明するのか。領収書を保管しているわけでもあるまいし」と憤ります（二〇一二年七月五日付朝日新聞）。

池澤夏樹氏（作家）も、「魚屋の領収書は不条理」としてこれを批判しています（同月七日付朝日新聞）。

この間、民間の医師らによる検診の結果、水俣市や芦北町の山間部、鹿児島県の山間部にある伊佐市（旧大口市）でも、水俣病の症状を呈する者が多数確認されています。行商ルートで入手した水俣湾周辺の汚染魚を多食した結果と考えるほかなく、救済対象地域の見直しは不可避です。

特措法に基づく被害者切り捨て——②出生年による切り捨て

チッソは、一九六八（昭和四三）年五月、アセトアルデヒドの製造を中止し、水俣湾へのメチル水銀の排出を止めました。国は、同年末には水俣湾の水質は他の海と同じ程度にきれいになり、翌一九六九（昭和四四）年以降は水俣病を発症しうるようなメチル水銀ばく露を受けたことは通常ないはずとして、救済の道をほぼ閉ざしています。

しかし、一九三二（昭和七）年から戦争をはさんで四〇年以上近くにわたってたれ流し続けたメチル水銀に汚染された水俣湾周辺の海が数ヵ月できれいになるはずもありません。

実際、一九六九（昭和四四）年以降にも、高い毛髪水銀値や臍帯（へその緒）水銀値が確認されていますし、何より同年以降に出生し、あるいは不知火海沿岸に転居してきた人にも水俣病の症状が確認されているのです。

一九七〇（昭和四五）年に水俣市で生まれた女性は、二〇一三年六月六日の公害被害者総行動で、石原伸晃環境大臣に対し、次のように訴えました。

父も母もチッソ工場で働いていました。小学校高学年になってからは、夜中にカラス曲がりがするようになり、ひどい時は痛くて夜中に何度も目が覚めるようになりました。中学校時代は、耳鳴りがひどくなり、頭が激しく痛み、吐き気がするようになりました。頭の痛みは、高校生になってますますひどくなり、鎮痛剤が欠かせなくなりました。

高校卒業後、短大を出て、熊本市内の雑貨屋さんの店員として働きましたが、二〇歳を過ぎる頃から、頭痛、耳鳴り、手の震えはひどくなるばかりで、接客中に商品や包装紙などを落としたりして、恥ずかしい思いをしました。職場のみんなと食事をする時も、手が震えたり、モノを落としたりするので、「薬物中毒じゃないの？」「アル中じゃないの？」とからかわれたりしました。何度か職を変わりましたが、そのたびに嫌な思いをして、長く続かず、結局、水俣に帰ってきました。

父も母も体の具合が悪く、特別措置法の申請をし、補償を受けています。私も母から「一度検査を受けてみたら」とすすめられ、検診を受けました。へその緒の検査では水銀値が〇・三七一ｐｐｍでした。検診の時に先生から「水俣病の症状がはっきり出ている」と言われびっくりしました。魚はよく食べていましたが、自分は関係ないと思っていたのです。

これまでの苦しみが水俣病のせいだとわかり、特措法に申請しましたが、公的検診さえ受けられず、対象外と門前払いされました。一九六五年生まれの姉も一九六八年生まれの兄も補償を受けています。兄のへその緒の水銀値は〇・三五ｐｐｍで、私より低いです。

同じ魚を食べて生活してきて、同じような症状がある両親も、そして年もそう違わない姉も兄も被害者と認められているのに、なぜ私だけが被害者と認められないのでしょうか。一九六九年一一月で線を引かれることに、どうしても納得できません。私も水俣病被害者と認めて下さい。

居住地や職業、出生年によって一律に線を引き、検診もしないで切り捨てるやり方に、多くの被害者が怒りの声を上げ始めているのです。

特措法の申請締め切りによる潜在被害者の切り捨て

細野豪志環境大臣（当時）は、二〇一二年七月末日をもって、水俣病特措法の申請受付を打ち切りました。

期限目前の同年六月二四日に、民間の医師らにより、水俣市など三市で実施された一斉検診では（藤野糺実行委員長）、受診者一四二三人の約九割に水俣病の症状が認められ、受診者から次のような声が出されました（同月二五日付熊本日日新聞）。

【水俣会場】

「関西から帰郷するまで救済策を知らなかった。両足がしびれても水俣病を疑うことはなかった」（水俣市・自営業・69）

「症状があるのに申請しない同世代は多い。へその緒で汚染を証明したい」（水俣市・会社員・38）

「人目を気にして申請できなかったが、兄弟が救済され踏ん切りがついた」（鹿児島県阿久根市・会社員・62）

【天草会場】

「農閑期に漁を手伝っていたが、魚の多食の証明は漁師ではなかった人には難しい。期限を区切らないでほしい」（天草市新和町・農業・88）

「四〇代から手足のしびれ。『水俣病だろ』とからかわれ、これまで受診しなかった」（天草市倉岳町・大工・64）

「芦北町出身。申請締め切りを古里の友人に聞いた。県外の広報は十分でない」（長崎県諫早市・主婦・56）

【出水会場】

「非該当となったが納得できない。家族は手帳保持者。一人でも多く救うべきだ」（出水市・会

社員・53）

「手足がしびれるが、水俣病と認めたくない葛藤があった。でも体調が心配だ」（出水市・主婦・52）

受診や申請が遅れた理由は様々ですが、特措法の締め切りによって、潜在被害者を切り捨てることになるのは明らかです。

実際、締め切りまでに名乗りを上げることの出来なかった数百名の被害者が、すでに水俣病不知火患者会に相談しています。差別が強い水俣市内やほとんど手がついていない山間部、県外への転居者等の存在を考えると、少なくとも数万人の被害者が取り残されている可能性が高いといえます。

恒久的な救済制度を提言した「水俣病問題に係る懇談会」の委員を務めた柳田邦男氏（作家）は、「差別があって言い出しにくいなど現場の事情にこそ丁寧に向き合うべきだ。そもそも行政は、全域調査を怠り、被害実態を把握してこなかった原罪から免れられない。少なくとも一〇年は継続すべき」と批判しました（二〇一三年五月二日付西日本新聞）。

ノーモア・ミナマタ第2次国賠等訴訟の提起

こうした環境省の新たな切り捨て政策を打破し、すべての水俣病被害者救済を実現すべく、水俣病不知火患者会の会員四八名は、二〇一三年六月二〇日、熊本地方裁判所に「ノーモア・ミナマタ第２次国家賠償等請求訴訟」を提起しました（飯尾正二原告団長）。同年九月、一二月には、数百人規模の追加提訴が予定されています。

これは、被告チッソ、国、熊本県に対し、各人が慰謝料等四五〇万円の支払いを求める訴訟ですが、司法救済制度の確立により、療養手当、医療費の支給を含む「３点セット」の補償を勝ち取ろうとするものです。

ここに司法救済制度とは、①診断項目が定式化された診断書を証拠とし、②裁判所の証拠判断を原被告双方が尊重して早期に被害者救済を図ること、③後に手を挙げるであろう潜在被害者に救済の道を開いておくこと、④健康調査の結果をふまえ、救済枠組みを見直すことを内容とします。

司法救済制度のポイントその１――裁判官による認定

特措法においても公害健康被害補償法においても、補償対象者の判定を加害者である行政が行います。

その結果、間違った認定基準（感覚障害のみでは水俣病と認めず、運動失調や視野狭窄との組み合わせを必要とする）や、痛覚検査で出血するほどつまようじを突き刺すなどの不当な検診で被害者を切り捨て、あるいは、特定の地域や年代の者しかメチル水銀のばく露がないとして、機械的に切り捨ててきました。裁判で行政の判定が覆る事例の多さは、行政による水俣病認定の限界を端的に示しています。

行政が機械的に切り捨てるのは、予算の都合で認定患者を少なくしようとするためです。被害の実態に合わせて制度を構築するのではなく、予算の枠内に被害を押さえ込むため、不合理な判定を行うのです。

二〇一三年四月一六日、最高裁は、熊本県が認定申請を棄却した女性を水俣病と認める判決を下しましたが、環境省の小林秀幸特殊疾病対策室長は、六月六日、「認定基準にも運用にも問題がない」と居直りました。

熊本日日新聞は、四月二四日、「問題の本質を矮小化するな」と題する社説で、「『イチロク、イチハチを考えないと言ったらうそになります』。認定審査会の委員を長年務めた医学者の言葉だ。認定されれば一六〇〇万円から一八〇〇万円が支払われるため、その基準に合うかどうかが頭をよぎるのだという。ここには有機水銀の影響をどう見るかという医学本来の姿はない」と批判しています。

予算の都合ではなく、原被告双方が提出した証拠に基づく裁判所の判断を双方が尊重して被害者救済を図るのが司法救済制度のポイントです。

司法救済制度のポイントその2――恒久的な制度

被害者が裁判に訴えるまでには、相当の時間と決意を要します。

加害者らが水俣病像をねじまげ、あたかも急性劇症の症状を呈する者だけを水俣病患者として扱ってきたため、手足のしびれなどの感覚障害を有するが水俣病であると気づかないまま長年経過している被害者も多いのです。また、水俣病との診断を受けても、親族の結婚や就職に支障があるとして、名乗り出るのをためらう被害者も少なくありません。したがって、現在認定申請や提訴している者に限らず、将来水俣病被害者として名乗り出た者にも門戸を開いた制度にしておくことが大切なのです。

小池百合子環境大臣（当時）の私的懇談会「水俣病問題に係る懇談会」も、二〇〇六（平成一八）年九月一九日、「今最も緊急になされなければならないことは、（中略）『認定基準』では救済しきれず、しかもなお救済を必要とする水俣病の被害者をもれなく適切に救済・補償することのできる恒久的な枠組みを早急に構築することであろう」と提言しています。

特措法が締め切られた今、恒久的な救済制度の必要性は、より一層高まっているといえます。司法救済制度には、トンネルじん肺、炭鉱じん肺、Ｂ型肝炎、Ｃ型肝炎を始め、参考にすべき先例も多数あり、関係者が知恵を出し合う必要があるでしょう。

不知火海沿岸住民の健康調査が不可欠

原田正純医師は、一九七二年、『水俣病』（岩波新書）において、「原爆のとき広島・長崎でとられた方法のように、あらゆる疾患に通用する原爆手帳みたいなものが水俣病でも必要である。認定などという姑息なことでなく、一定の汚染地区の全住民に健康手帳を交付してこの人たちが全国どこへ行っても健康管理をできるよう考えるべきである」と提唱しました。

そして原田医師は、一九八五年、『水俣病は終わっていない』（岩波新書）において、「二〇万人ともいわれる汚染された住民が受けた影響（被害）の全貌は未だに明らかでない。それを明らかにしていくシステムも保障されていない。その結果として汚染民に対する救済は圧倒的に遅れている」と警鐘を鳴らしました。

水俣病の公式確認から五七年を経た今なお水俣病被害の全貌が明らかでなく、未救済の被害者が放置されているのは、不知火海沿岸に居住歴がある全住民の健康調査を実施していないからにほかなりません。

熊本県は、二〇〇四年、国と県の責任を断罪した最高裁判決の直後、不知火海沿岸に居住歴のある住民約四七万人の健康調査を国と共同でやりたいと提案しました。ところが、環境省の幹部から「この案はおかしい。患者の掘り起こしになるじゃないですか」と拒否され、潮谷義子知事（当時）は唖然としたそうです（二〇〇九年一一月二四日付朝日新聞）。

また熊本県は、二〇〇六年、国との協議入りの材料として、調査のあり方を探る専門家の検討会（座長二塚信・九州看護福祉大学長）を設置し、地域を限定した一〇〇〇人規模の調査を提言しました。同提言では、個人や年代ごとに健康状態の変化を比較するほか、非汚染地域との比較も可能としましたが、国の協力が得られず、調査は現在も実現していません（二〇一三年六月八日付熊本日日新聞）。

特措法は、「政府は、指定地域及びその周辺の地域に居住していた者の健康に係る調査研究その他メチル水銀が人の健康に与える影響及びこれによる症状の高度な治療に関する調査研究を積極的かつ速やかに行い、その結果を公表するものとする」と定めています（三七条一項）。

にもかかわらず、政府は、調査を行うことなく司法に基づく申請受付を打ち切り、水俣病問題の幕引きを図ろうとしているのです。

「水俣病は終わっていない」

ノーモア・ミナマタ第２次国賠等訴訟は、現場に被害者が放置され、切り捨てられようとしているという事実から出発し、司法によりすべての水俣病被害者を救済しようとするものであり、二度と水俣病のような悲惨な産業公害を繰り返さない（ノーモア・ミナマタ）決意を体現しています。

「水俣病が終わらない責任は、被害者にはなく、あげて加害者側にある」（『ノーモア・ミナマタ訴訟たたかいの軌跡』おわりに、日本評論社）。そのことを胸に刻みながら、被害者とともに前に進みたいと思います。

ノーモア・ミナマタ第2次訴訟における病像論

ノーモア・ミナマタ第2次国賠等訴訟弁護団事務局長代行　中島潤史

1　はじめに

水俣病の病像論というのは、水俣病にはどのような特徴的な症状がみられるのか（水俣病の症候）、どのような症状があれば水俣病と認められるのか（水俣病の診断基準）などについて論ずるものです。

平成二五年六月二〇日、ノーモア・ミナマタ第2次訴訟が熊本地裁に提起されました。この第2次訴訟の審理では、いったいどのような病像論争が繰り広げられるのでしょうか。

私は、そもそも改めて病像論争を繰り広げる必要はないし、繰り広げるべきではないと考えています。主な審理の対象は、水俣病の症候や診断基準などの病像論一般ではなく、「原告一人ひとりを水俣病と診断できるのか」という点に絞られるべきです。

2　水俣病にもいろいろな種類がある?

水俣病とは、チッソ水俣工場の廃水による巨大な環境汚染の結果、食物連鎖を通じて発生したメチル水銀中毒です。

この水俣病は、同じ水俣病であるにもかかわらず、さまざまな呼び方がなされてきました。「公健法上の水俣病」、「司法上の水俣病」、「政治解決上の水俣病」、「特措法上の水俣病」などです。さらに「司法上の水俣病」の中でも、公健法上の認定を受けた水俣病患者と区別する意味で、司法認定を受けた水俣病を「メチル水銀中毒症」と呼んだり（関西訴訟大阪高裁判決）、水俣病の可能性を確率的に判断したために「四〇パーセントの水俣病」とか「一五パーセントの水俣病」と呼ぶものまでありました（関西訴訟大阪地裁判決）。

このような様々な呼び方を聞くと、水俣病にもいろいろな種類があるかのような錯覚に陥ってしまいます。しかし、本当は、メチル水銀に汚染された魚介類を多食して、感覚障害を中心とする病気になったという点では、どれも同じ水俣病なのです。

このような複数の呼び方は意図的に作り出されたものであり、その背景には水俣病の病像論争があると言われています。

国は、「公健法上の水俣病」すなわち昭和五二年判断条件に該当すると認定審査会が判定した者については「水俣病患者」と認めますが、それ以外の者については「水俣病患者」と認めていません。昭和五二年判断条件が、複数の症状の組合せ（例えば、「感覚障害があり、運動失調が疑われ、かつ、平衡機能障害あるいは両側性の求心性視野狭窄が認められること」など）を要求して、水俣病の病像を極端に狭め、それに該当する者のみが水俣病患者であるとしたために、それに該当しない者を意図的に別の言葉で呼んだのです。

このように昭和五二年判断条件に固執する国の態度は、環境省の原徳寿環境保健部長(当時)が、水俣病特措法に関して「救済法で対象となる万単位の人も、水銀の影響かどうかわからない。だから損害賠償として補償はできない」(二〇〇九年七月一七日付の朝日新聞)と発言したことにも端的に表れています。

3 「水俣病は一つしかない」

しかし、国の昭和五二年判断条件は、その後の司法判断によって厳しく断罪されてきました。例えば、「協定書に定められた補償金を受給するに適する水俣病患者を選別するための判断条件」(熊本水俣病第二次訴訟福岡高裁判決)とか「患者群のうち補償金額を受領するに適する症状のボーダーラインを定めたもの」(関西訴訟大阪高裁判決)と判断されているのです。

これらの判決は、昭和五二年判断条件が要求する複数の症状の組合せがなくても、感覚障害のみで水俣病と認定できるとしています。したがって、既に昭和六〇年の熊本水俣病第二次訴訟福岡高裁判決の時点で、水俣病の病像論は、医学的にも司法的にも決着したと言えます。

さらに、平成二五年四月一六日、最高裁判所は、公健法上の水俣病の認定について「昭和五二年判断条件に定める症候の組合せが認められない四肢末端優位の感覚障害のみの水俣病が存在しないという科学的な実証はない」、「上記症候の組合せが認められない場合についても、(中略)個々の具体的な症候と原因物質との間の個別的な因果関係の有無等に係る個別具体的な判断により水俣病と認定する余地を排除するものとはいえない」とし、さらに水俣病の認定は「客観的事象としての水俣病のり患の有無という現在又は過去の確定した客観的事実を確認する行為であって、この点に関する処分行政庁の判断はその裁量に委ねられるべき性質のものではない」と判示しました。

この最高裁判決は、四肢末端優位の感覚障害のみの水俣病が存在することを事実上認め、四肢末端優位の感覚障害のみでも水俣病と認定できることを認めたものです。しかも、「公健法上の水俣病」の認定の判断は事実認定に属するものであるとして、「司法上の水俣病」の認定の判断と異なるところがないことを示したのです。

ちなみに、感覚障害のみの水俣病を認めた点と比べると、「公健法上の水俣病」の認定も事実認定に属するという判断の部分については、あまり注目されなかったような気がします。しかし、これは、従来、国によって意図的に区別されてきた「公健法上の水俣病」と「司法上の水俣病」との間の壁を破壊する強力な判断であり、複数の呼び方で水俣病を区別してきた旧来の水俣病概念を一気にブレイクスルーするほどの力を秘めたものです。極めて画期的な判決だと思います。

こうして、水俣病の病像論争は、既に医学的にも司法的にも決着し、「公健法上の水俣病」も「司法上の水俣病」も同じものであることが確認されました。さまざまな呼び方をされてきた水俣病が、メチル水銀に汚染された魚介類を多食して、感覚障害を中心とする病気になったという点で、どれも同じ水俣病であることは、もはや動かすことのできない事実なのです。

この点について、原田正純医師は次のように述べています。「我慢できないのは、これらの患者たちを『ボーダーライン』『灰色』『疑わしき』水俣病と呼び、挙句には『公健法上の水俣病』

や『和解救済上の水俣病』などとまで呼ばれるようになった。これらは、患者にとってみると〝限りなく仮病〟といわれているに等しく、一般にはそうでなくとも〝誹謗中傷〟と聞こえるのである。水俣病は一つしかない。私は軽症、不全型水俣病とはいっても、一度も疑わしいとかボーダーラインの水俣病とかいったことはない」（「慢性水俣病・何が病像論なのか」二二〇頁）。

水俣病は一つしかない。

私は、原田医師のこの言葉を、しっかりと胸に刻んでおく必要があると思いました。

4　「否定の論理」

ところで、平成一七年に私たちが訴訟代理人を務めたノーモア・ミナマタ第1次訴訟を提訴したときには、その審理において、水俣病の病像論は大きな争点にはならないだろうと考えていました。なぜなら、ノーモア・ミナマタ第1次訴訟は、損害賠償請求訴訟という形態をとっており、その際の司法救済基準は、前記の昭和六〇年の熊本水俣病第二次訴訟福岡高裁判決や平成一六年の関西訴訟最高裁判決で確定しています。そうすると、後はその司法救済基準に照らして、個々の原告を水俣病と認定できるかどうかという「あてはめ」だけを議論すればよいと思われたからです。

そのため、訴状では、不毛な病像論争を行う必要はないという意味を込めて「原告らは、前記の司法救済基準によれば、いずれも高度の蓋然性をもって水俣病と認定され、救済されるべき患者である」と主張しました。

ところが、被告国・熊本県は、その答弁書において「上記各判例を根拠に、国家賠償請求における水俣病の病像論につき、何らの結論を導き出すことはできない」とし、チッソも答弁書において「『手袋・足袋状の四肢末梢性感覚障害』さえ認められれば、高度の蓋然性をもって水俣病と認定できるとは判示していない」として、いずれの被告も、司法救済基準そのものを争う態度を示しました。

そして、被告らは「感覚障害の所見の解釈は、他の症候とも併せて総合的に行うべきである」とか「神経内科領域で得られた所見を多角的に検討するにあたって、眼科領域及耳科領域で得られた所見も総合判断の一助として判断されるべきである」などと述べ、水俣病の診断にあたっては、あたかも五二年判断条件に示された症状の組合せが必要であるかのような主張をしてきました。

このような被告らの応訴態度は、不毛な病像論争を蒸し返すもので、いたずらに訴訟を引き延ばしているとしか言いようのないものでした。

そもそも被告らの主張は、病像論争とすら言えません。水俣病の現実を否定するために、現実を無視した論理を持ち出しているだけなのです。

原田正純医師は、これを「否定の論理」と表現して厳しく批判をしています。原田医師は、水俣病における否定の論理の例として、「未知」の部分を「否定」にすり替えることを挙げています。例えば、「実験的に証明されていない」とか「学会のコンセンサスが得られていない」という理由で水俣病を否定する主張がこれにあたります。また原田医師は、健康障害をばらばらにしてしまうのも典型的な方法だと指摘しています。一つひとつの症状を別の原因によっても起こると説明して、水俣病を消してしまうのです。

真の病像論争とは、対立点があればお互いに根拠となるデータを出し合って議論し、メチル水銀による人体影響のすべてを明らかにしようとする積極的な営みだと思います。

しかし、国の主張が、メチル水銀による人体影響を明らかにしようとする前向きな議論でないことは明らかでしょう。国は、一見すると病像論争をしているかのように見えますが、その実態は、否定の論理を繰り返しているだけなのです。

先ほど、水俣病にも複数の呼び方があり、その背景には水俣病の病像論争があると言われていると説明しましたが、背景にあるのは、本当は病像論争などではなく、この否定の論理なのです。昭和五二年判断条件に該当すると認定審査会が認定したもの以外は水俣病ではない、この現実を無視した否定の論理が、同じ水俣病にいくつもの異なった呼び方をつけることになった真の理由なのです。

5　病像論争は、もはや存在しない

水俣病の病像論争について、原田正純医師は、一九九四年の時点で既に次のように指摘しています。

「水俣病病像論などという論争は、存在しない。すなわち、医学的にはすでに解決ずみである。残っているのはどこまで救済するか、何を救済するかという社会的問題だけである。この救済が遅れているために病像論などという医学論争があるようにすりかえられている。いま必要なことは、ありもしない論争のことではなく、慢性水俣病の症状や具体的な生活障害などの実態認識をいかに正しくするかということである」（『慢性水俣病・何が病像論なのか』一九八頁）

この指摘から一〇年以上が経過したノーモア・ミナマタ第1次訴訟においても、国は、原告側の主張に対して、否定の論理を用いた主張を繰り返すばかりでした。病像論争など、もはや存在しないことが明らかです。

ノーモア・ミナマタ第2次訴訟においても、国は同じような主張を行ってくるでしょう。そのような不毛な論争に私たちや裁判所が巻き込まれないように、そして現実の水俣病被害者の救済のために、何ができるのかを考えなければなりません。

その解決のための一つのヒントが、原田医師の「水俣病は一つしかない」という言葉にあるのではないでしょうか。つまり、複雑に分岐して継ぎはぎばかりの現在の水俣病の救済制度を抜本的に改めて、すべての水俣病被害者を対象とする「一元的な」救済制度を新たに作り上げること、これがいま求められているのです。

水俣から福島へ、原田正純先生の「遺言」——被害の全容解明と救済を

大阪市立大学大学院経営学研究科教授　除本理史

原田先生と福島原発事故

原田正純先生は、東日本大震災の発生からちょうど一年三カ月の、二〇一二年六月一一日に逝去されました。震災発生後、原田先生は福島原発事故の被害に対しても、水俣病の教訓を踏まえて発言をされています。

たとえば『朝日新聞』二〇一一年五月二五日付のオピニオン面に、原田先生のインタビューが大きく掲載されています。そこで先生は、「海のチェルノブイリ」といわれる今回の海洋汚染に対して、水俣病の経験から「自然界には希釈と濃縮の両方があります。裏と表なんです。人間は自分たちにとって都合のいいことだけを考えがち。今度もそうじゃないですか」と警告しています。また、住民の被曝については「水俣では実現できていませんが、関係する地域の住民全体の健康調査を行い、記録台帳をつくることが大事です。放射線は全身の影響を考えなくてはならないし、神経症状が主だった水俣病よりも大変です。長期にわたって管理し、体に何か起きたときはすぐに対応する、そういう態勢が必要です」と提言されました。そして賠償基準に関しては、

被害当事者を協議に参加させよと述べています。

原田先生の『水俣病』（岩波新書）をあらためて読むと、先生が福島に向けた教訓として発したこれらの言葉が、この初期の著作にすでに見出されることがわかります（以下、この著作を「同書」と呼ぶ）。同書の刊行は一九七二年で、水俣病裁判（第一次訴訟）の判決が出された前年にあたります。

被害の「線引き」を越えて

同書には「水俣病の全貌の解明にのり出す」という章があります（一三二頁以下）。そこでは水俣病患者の幅広い救済にとって障害となる三つの「通説」が挙げられています。それは「発生時期の問題」「発生地区の広がり」「水俣病の臨床症状について」です。

「発生時期」とは、いつからいつまで水俣病が発症したのかという問題です。当時の通説によれば、発生時期は一九五三年から一九六〇年まで、ときわめて限定されていました。とくに一九六〇年という終期については、通説の根拠が非常にあやふやでした。一九六八年まではチッソの排水に水銀が含まれていましたし、水俣湾や付近の魚貝中の水銀量は、一九六一年から一九六五年まで顕著に減少せず、著しく高濃度を示すものすらありました。同書は、発生時期を一九四二～七一年へと広げています。

「発生地区」については、水俣の対岸の島々で患者が見出されていることを述べ、久木野などの内陸でも、魚の行商を通じて水銀の影響が及んでいった可能性を指摘しています（一五七頁）。

う。

最後の「臨床症状」は水俣病の診断基準（医学的な概念）の問題で、「病像論」といってもよいでしょ

以上の指摘は、水俣病はもちろんのこと他の公害・環境被害に関しても、きわめて今日的な課題を提起しています。福島原発事故では、大量の放射性物質が大気や海に放出され、土壌を汚染しました。その結果、食品の汚染が広がり、消費者に不安を引き起こしました。健康被害も懸念されます。こうした被害の広がりのなかで、地域などの「線引き」により、救済から外れてしまう人びとが生み出される問題は、水俣病に限らず今回の事故でもあらわれています。

顕著な例として、放射能汚染からの「自主避難」問題が挙げられます。事故被害の賠償範囲については、文部科学省に設置される原子力損害賠償紛争審査会（以下、紛争審）が、指針を策定することになっています。指針は、東京電力（以下、東電）による賠償の上限ではなく、最低限の目安を示すものです。

二〇一一年八月、紛争審は「中間指針」を策定しましたが、これは、政府や自治体の避難指示等が出されていない区域について、住民の被害をほとんど認めていませんでした。とくに避難指示等がなくとも、放射能から逃れようと「自主的」に避難をした場合、避難費用などが賠償されるのか。指針は、その判断を示していなかったのです。政府の避難指示の目安は年間被曝量二〇ミリシーベルトで、通常時の基準である一ミリシーベルトとはかなり開きがあります。被曝のリスクを避けようとする人があらわれるのは当然です。

東電は、指針を踏まえて賠償基準を策定し、被害者からの請求を受け付けています。しかし東

電は、最低限の目安であるはずの紛争審の指針を、あたかも賠償の「天井」のように扱ってきました。そのため、東電の基準からも「自主避難者」の被害は除かれていました。

そこで「自主避難者」たちは、「中間指針」策定の頃から、自らの被害について声をあげはじめました。被害者らの働きかけは紛争審を動かし、二〇一一年一二月、この問題に関する指針の追補が決定されました。

その結果、政府の避難指示が出ていない福島市や郡山市など、二三市町村（すべて福島県内）の住民一五〇万人が、実際に避難したかどうかにかかわらず、新たに賠償の対象となりました。賠償の中身はおよそ十分とはいえませんが、被害者らの運動で賠償の範囲が広がったのは画期的です。

「原爆手帳」に学ぶ

原田先生は一九七〇年八月、広島で原爆小頭症の患者四人を診察されました。その経験を踏まえて、同書では次のように述べられています。「原爆のとき広島・長崎でとられた方法のように、あらゆる疾患に通用する原爆手帳みたいなものが水俣病でも必要である。認定などという姑息なことでなく、一定の汚染地区の全住民に健康手帳を交付してこの人たちが全国どこへ行っても長期に健康管理できるよう考えるべきである」（二三七頁）。

『朝日新聞』の前掲インタビューで原田先生が提言された長期の健康管理体制とは、このことを指すのでしょう。先生も述べているとおり、残念ながら水俣では実現できておらず、引き続き課題として残されています。福島では「県民健康管理調査」が実施されていますが「原爆手帳」には程遠く、「健康診査」の対象者の狭さなど問題点が指摘されていて、こちらも多くの課題があります。対象者を狭く限定せず、健康被害の全貌を明らかにするための努力が求められます。水俣では行政が動かないので、民間の医師らがそれをせざるをえなかった歴史があります。

「加害者主導」の枠組みをどう変えるか

これまで述べてきた点以外にも、福島への教訓という視点から再読すると、同書の記述には注目すべき内容が多く含まれています。

同書は、水俣病の診断について、医学者や行政の判定権の独占を批判し、被害当事者の参加を主張しています。「現代は変革の時代である。市民の意識も変化してきつつある。そのようななかで、いたずらに専門家風を吹かせることはできなくなってきた。いままでのようなかたちの専門家は存在し得なくなるのである。教育の場において教育を受ける学生の参加が思索されてきた。当然医療の場において患者の参加も思索されるべきである」（一九六頁）。

これは四〇年も前の提起ですが、福島原発事故でも依然としてこのことは課題であり続けています。事故被害の賠償基準は、紛争審の指針をもとに、加害者である東電自身が策定し運用しています。まさに「加害者主導」の賠償です。前述した「自主避難者」らの運動が指針の追補を実現させたのは、その枠組みに「風穴」をあけたものともいえますが、全体として「加害者主導」は揺らいでいません（拙著『原発賠償を問う――曖昧な責任、翻弄される避難者』岩波ブックレット、二〇一三年、参照)。

水俣では、被害者が訴訟を通じて「見舞金契約」をくつがえし、「加害者主導」の枠組みを乗り越えようとしてきました。福島の事故でも同様に、被害者の声を反映させる制度的保障が課題となっています。

被害の全体像を捉える視点

また、被害者が何を奪われたのかに関する視点についても、注目すべき記述があります。「人間を単に働く機械の部分として見、精神的な障害よりも身体的な障害を重視し、その本人がもし障害を受けずに働いたとしたらどれくらい稼げるであろうかという現状《ママ》復帰の考え方、欠損補充の補償の考え方は、基本的にもう一度問い直さなければならない。障害を受けることによって失った人生における人間の可能性をも、考えなくてはならない。このような従来の補償の考え方は基本的人権の無視である」(九五〜九六頁)。

ここには健康被害(「発生時期」「発生地区」「病像」の問題はそれに関係する)を出発点として、被害の全体像をより深く捉える視点が示されています。ただ残念ながら、原田先生が指摘された賠償・補償の本質的限界は、四〇年前と基本的に変わっていません。福島原発事故でも、人生を台無しにされたと訴える原発避難者に対して、避難費用や所得の減少、不動産の価値減少分などの支払いが行われています。しかし、これで「人生をリセットされた」被害者への償いになりうるのでしょうか。

さらに、個人だけでなく、地域の「可能性」が失われたという被害も考えなくてはなりません。内発的発展の取り組みを進めてきた福島県の飯舘村などでは、原発事故によって、これまでの取り組みの延長線上にある地域の「将来像」までもが奪われてしまったのです。

ノーモア・ミナマタ第2次訴訟と原田先生の「遺言」

原田先生の残された数多くの言葉のなかで、筆者が常に立ちかえるのが、被害の全容解明をきちんと行い、それに対応した救済制度をつくれという点です。

二〇一三年六月二〇日、水俣病救済特別措置法（二〇〇九年成立）の救済対象外とされた原告四八人が、ノーモア・ミナマタ第２次訴訟を提起しました。原告には、同法による救済措置の対象地域・年代から外れる人たちも含まれています。

これまでも被害者たちは、訴訟をはじめとするさまざまな手段を通じて、すべての被害者を救済するための取り組みを進めてきました。ノーモア・ミナマタ第２次訴訟もまた、そのなかで記憶される重要な取り組みとなるのは間違いないでしょう。

あとがき

「水俣病裁判と原田正純医師」編集委員会　板井　優

二〇一二年六月一一日、原田正純先生が亡くなられました。その後、いろいろな方々がいろいろな角度から原田正純先生の水俣病に関する業績を評価されてきました。

ところで、政府は二〇一二年七月末日、いろいろな水俣病患者団体が反対していたにもかかわらず、いわゆる水俣病特措法に基づく申請を締め切りました。

二〇〇四年一一月に、当時の熊本県知事潮谷義子さんは、この年一〇月に出た最高裁判決をうけて、不知火海周辺住民約四七万人の健康調査を環境省に提案しました。しかし、環境省はこれを断りました。

結局、環境省はその後も健康調査を行わず、水俣病特措法に基づく申請を締め切りました。さらに、環境省は、水俣病特措法による申請を認められない者は異議申立を出来ないという見解を取り、熊本県、鹿児島県はそのように運用しています。私たちは、チッソや昭和電工さらに国をも含めて、水俣病患者がいる限り水俣病患者を最後の一人まで救済すべきと考えてきました。環境省のやり方はまさに被害者切り捨てに他ならないと考えました。これは、原田正純先生も同じ考えだと理解しています。

こうした中で、二〇一三年六月二〇日、環境省のやり方に対して怒りを持つ方々四八人が、新たに裁判を提起しました。

ところで、原田正純先生は熊大神経精神科で学び水俣病に取り組まれました。その後、原田正純先生は、昭和四〇年代から亡くなるまで水俣病裁判に関与されています。私が関与した水俣病第二次訴訟控訴審、水俣病第三次訴訟にも、原田正純先生は証人などとして関与されました。

私たちは、原田正純先生が一連の水俣病裁判に関与してきたという側面を私たちなりに位置づけて、原田正純先生を等身大で評価する必要があるものと考えました。

そこで私たちは、先生の一周忌に、原田正純先生が精神科医として水俣病裁判に関与してきたことを称える講演とシンポジウムを行いました。そして、その内容を出版すべきものと考え、水俣病裁判に関与してきた研究者、弁護士たちの助力を得ることにしました。

講演やシンポの内容は杉本由美子さんにテープをおこして頂きました。写真は大畑靖夫さんなどの協力を頂きました。また、研究者の宮本憲一先生、除本理史先生や弁護士の内川寛さん、中島潤史さんには貴重な論文を御寄稿いただきました。

また、ノーモア・ミナマタ国賠等訴訟弁護団から共通診断書に関する資料を頂きました。この中には、原田正純医師、高岡滋医師の貴重な論考も含まれています。

口絵の原田正純医師の遺影ですが、原田寿美子夫人が自宅の居間で大切にされているものを御提供いただきました。

最後に、本書を急いで出版する関係で、出版社の花伝社に無理を申しました。関係者各位に、この機会に厚く御礼を申し上げます。

二〇一三年八月

資　料

● 原田正純関連略年表
● 共通診断書作成にあたって
● 共通診断書
● 水俣病に関する診断書作成手順

原田正純関連略年表

	原田正純		水俣病関連
		1932年	チッソ水俣工場でアセトアルデヒドの生産開始
1934年	出生		
1953年	熊本大学理科乙類入学		
1955年	熊本大学医学部へ進学		
		1956年	水俣病の公式確認
1959年	熊本大学医学部卒業 東京都教職員互助会三楽病院で実地研修（インターン）	1959年	熊大研究班が「有機水銀説」を発表
1960年	熊本大学大学院医学研究科入学（神経精神医学・宮川九平太教授）、医師免許取得		
1961年	立津政順教授とともに水俣現地調査		
1962年	熊本医学会で胎児性水俣病について発表	1962年	熊大研究班の入鹿山且朗教授らが水俣工場のアセトアルデヒド工程から塩化メチル水銀を抽出
1964年	熊本大学医学部付属病院神経科精神科助手に		
1965年	胎児性水俣病の論文が日本精神神経学会賞を受賞	1965年	新潟水俣病の発生が公表される
1967年	寿美子さんと結婚	1967年	新潟水俣病患者が昭和電工に損害賠償を求めて提訴
1968年	長女利恵さん誕生	1968年	チッソがアセトアルデヒドの製造を中止 政府が水俣病を公害認定
1969年	裁判研究の会（のちの「水俣病研究会」）を結成	1969年	チッソに損害賠償を求めて提訴（第１次訴訟）
1970年	二女幸枝さん誕生「臍帯を集めると過去の汚染の状態が分かるのではないかと思い付いた」		
1971年	日本精神神経学会の「その後の水俣病」と題するシンポジウムで報告 『科学』（岩波書店）に「潜在性水俣病」を発表 熊大２次研究班の一員として御所浦の住民検診	1971年	環境庁が発足 「有機水銀の影響が否定できない場合は認定」と事務次官通知 新潟水俣病１次訴訟で原告勝訴判決（確定）
1972年	水俣病第１次訴訟で「患者のランク付けは困難」と証言（熊本地裁） 『水俣病』（岩波新書）出版		
1973年	『神経研究の進歩』に慢性水俣病を報告 「大牟田にも水俣病の疑い」と発表 『ジュリスト』に「公害と国民の健康」を発表	1973年	水俣病第２次訴訟提起（被告はチッソ） 水俣病第１次訴訟で熊本地裁が原告勝訴判決（確定） 熊大２次研究班が有明町に「第３水俣病」の可能性を指摘 チッソと水俣病患者が補償協定 環境庁が有明海の水俣病疑いの患者を「シロ」判定 公害健康被害の補償等に関する法律（公健法）公布
1975年	熊本県水俣病認定審査会の委員を受諾		

1976 年	不知火海総合学術調査団医学班として津奈木町と出水郡獅子島の全島民を対象に調査 『公害研究』（のちの『環境と公害』）編集委員になる		
		1977 年	環境庁が複数症状の組み合わせを求めるいわゆる「52 年判断条件」を通知
1978 年	水俣病第 2 次訴訟で水俣病像及び原告らの症候について証言・鑑定（熊本地裁）		
		1979 年	水俣病第 2 次訴訟で熊本地裁が原告勝訴判決
		1980 年	水俣病第 3 次訴訟提起（被告はチッソ、国、熊本県）
1982 年	出水市、水俣市、天草で「不知火海沿岸の健康と労働に関する調査」を始める	1982 年	新潟水俣病第 2 次訴訟提起（被告は昭和電工と国） 水俣病関西訴訟提起（被告はチッソ、国、熊本県）
1984 年	水俣病第 3 次訴訟で認定審査会の問題点等を証言	1984 年	水俣病東京訴訟提起（被告はチッソ、国、熊本県）
1985 年	『水俣病に学ぶ旅』（日本評論社）出版 『水俣病は終わっていない』（岩波新書）出版 水俣病東京訴訟で胎児性水俣病について証言	1985 年	水俣病第 2 次訴訟で福岡高裁が「52 年判断条件は厳格に失する」として原告勝訴の判決 水俣病京都訴訟提起（被告はチッソ、国、熊本県）
1986 年	水俣病第 3 次訴訟で原告の症候を証言（熊本地裁）		
1987 年	不知火海沿岸住民 1000 人検診に参加	1987 年	水俣病第 3 次訴訟判決（国、熊本県の責任認める）
1988 年	水俣病関西訴訟で 52 年判断条件を批判する証言 水俣病第 3 次訴訟控訴審で証言（福岡高裁）	1988 年	水俣病福岡訴訟提起（被告はチッソ、国、熊本県）
1989 年	『水俣が映す世界』（日本評論社）出版 水俣病第 3 次訴訟で水俣病像を証言（熊本地裁）		
1991 年	水俣病第 3 次訴訟で認定審査会の現状を批判する証言		
1992 年	ブラジル・アマゾン川流域で水銀汚染の実態調査	1992 年	水俣病東京訴訟判決（国、熊本県の責任認めず） 新潟水俣病第 2 次訴訟判決（国の責任認めず）
		1993 年	水俣病京都訴訟判決（国、熊本県の責任認める）
1994 年	国連環境計画（UNEP）のグローバル 500 賞受賞 『慢性水俣病・何が病像論なのか』（実教出版）出版	1994 年	水俣病関西訴訟判決（国、熊本県の責任認めず）
1995 年	『この道は』（熊本日日新聞社）出版	1995 年	政府解決策を閣議決定
1999 年	熊本学園大学教授（社会福祉学部）に就任		

		2001 年	水俣病関西訴訟で大阪高裁が国、熊本県の責任を認める判決
2002 年	水俣学講義開講		
2004 年	『いのちの旅「水俣学」への軌跡』(東京新聞出版局) 出版	2004 年	水俣病関西訴訟で最高裁が大阪高裁判決を支持する判決 (国、熊本県の責任が確定)
		2005 年	ノーモア・ミナマタ国賠等訴訟提起 (熊本地裁)
2006 年	藤野糺、高岡滋医師らとともに「共通診断書」を策定		
2007 年	『水俣への回帰』(日本評論社) 出版	2007 年	胎児性患者らが熊本地裁に訴訟提起 (被害者互助会)
2008 年	溝口認定義務付け訴訟控訴審で証言 (福岡高裁) 「今ごろなんでこういう患者が出てくるんだみたいな、今までなんで黙っていたんだみたいな、責任が患者自身に負わされるというんですかね」		
2009 年	不知火海沿岸住民 1000 人検診で実行委員長 「あまりにも初期に重症な患者が多発したもんで、患者は少ない方がいいというので地域に線を引いたわけでしょう」	2009 年	水俣病特別措置法が成立
2010 ~ 11 年	水俣病被害者互助会訴訟で証言 (熊本地裁) 「どんなに少なく見積もっても 20 万か 30 万の人が汚染を受けている」	2010 年	ノーモア・ミナマタ国賠等訴訟で熊本地裁が「共通診断書」「公的診断書」を判定資料とする和解所見
2011 年	シンポジウム「水俣の教訓を福島へ」で報告	2011 年	ノーモア・ミナマタ国賠等訴訟和解
2012 年	永眠 (77 歳)	2012 年	溝口訴訟控訴審で原告が逆転勝訴 (福岡高裁)

【典拠文献】
『水俣から未来を見つめて』 水俣病訴訟弁護団 熊本日日新聞情報文化センター 1997 年
『水俣病略年表』 水俣病被害者・弁護団全国連絡会議 日本評論社 2001 年
『原田正純聞書 マイネカルテ』 石黒雅史 西日本新聞社 2008 年
『水俣病小史増補版』 高峰武 熊本日日新聞社 2012 年
「西日本新聞」2012 年 6 月 26 日・27 日付け
『水俣病略年表』 ノーモア・ミナマタ訴訟記録集編集委員会 日本評論社 2012 年
『原田正純追悼集 この道を――水俣から』 熊本日日新聞社、熊本学園大学水俣学研究センター 熊本日日新聞社 2012 年

共通診断書作成にあたって

水俣病共通診断書検討会
文責　原田正純

1．共通診断書作成の背景

水俣病の正式確認から５０年が経過しているというのにその全貌さえ明らかになっていない。実態が明らかでないのにどのような有効な対策が立てられると言うのだろうか。この５０年間にわたる行政の怠慢の結果に他ならない。繰り返して指摘するまでもなく、この５０年間には患者の苦悩と血の出るようなさまざまな闘いがあった。その一つの到達点として２００４年１０月の水俣病関西訴訟の最高裁判決があった。

今日まで第三者的な立場をとり続けてきた行政も当事者(加害者)であることが明確になった。当然、従来の姿勢を転換しなければならないにもかかわらず、頑なにその姿勢を変えようとはしていない。さらに、判決は判断条件についても、原告(患者)側の主張を認め環境省の判断条件を超えた。すでに、いくつもの判決や日本精神神経学会人権委員会の答申などで再三指摘されたように、52年判断条件は医学的にも明らかに間違いであったにもかかわらず、環境省は一貫して医学的と抗弁してきた。しかし、行政側の主張は医学的根拠に乏しく最高裁では認められなかったのである。

社会常識からみても、客観的にみても、現在の認定審査会および認定制度は事実上破綻している。ここに至って早急な患者救済を認定審査会に求めることは不可能である。

したがって、現在の認定制度における検診方法、診断の基準を医学的、実態的に検討し、医学的、合理的な検診方法、診断の基準などを自主的に確立し、早急な患者の救済を行うために水俣病患者の診断や治療にかかわってきた医師有志が集まって討論を重ねた。

裁判で確定した病像（判断条件）は２００４年１０月１５日の最高裁判決のほかに、１９８５年８月１６日の第二次水俣病裁判の福岡高裁判決がある。これまで確定した病像論を再度繰り返すのは早急な救済を懈怠し、いたずらに裁判を引き伸ばすことになり、混乱に拍車をかけることになる。２００６年4月現在、新しい水俣病申請患者は３８００人に達した。これらの患者の早期の救済を目指すことは、行政にとっても有益なことであるはずである。

２．共通診断書作成の目的

ｉ）迅速な救済を図る。現在までに到達した病像論をいたずらに繰り返して、時間の引き延ばし、問題の先送りを避ける。

ⅱ）患者の負担とコストの軽減を図る。検診の簡素化で従来の水俣病の診断と無関係な何日もかかる長時間検診を止め、患者の精神的・身体的負担を軽減する。結果的に、行政にとっても高い検診コストの軽減にもなる。

iii）公平性を図る。検診の方法、正常・異常の判定、診断基準および診断書の様式を統一して不平等にならないようにマニュアル化する。同時に、それを公表して判定の妥当性を問うこととする。

iv）司法救済につなぐ。本人が裁判所に正式な診断書として提出することを望めば活用できることとするが、その使用については患者の自主性にまかせ、拘束しない。

v）実態解明に資する。共通の方法と記載によって相互に比較でき実態の解明、被害の全貌を明らかにする作業にも繋がる。

3．共通診断書の作業手順

i）居住場所、居住期間および家族歴を最大限重視する。しかし、認定･未認定、医療手帳、保健手帳などの区別は恣意的なものであること、非指定地区が必ずしも汚染がなかったということではないことなど考慮すること。

ii）自覚症状は最大限重視する。しかし、水俣病の判断に関係のない病歴は除く。

ii）水俣病の基本的な障害を大脳皮質障害として捉え感覚障害を重視し、検査の方法と異常の判定を統一化した。

iii）その他の症状の検査も通常の検診を行い、原則として特殊な検査器具を用いない。そのための手法も統一した。

iv）診断書を簡素化し、分かりやすいものにした。同時に水俣病の判断と関係のないものは極力除いた。

v）以上の目的にために「水俣病に関する診断書作成手順」を作成して、診察の方法や異常･正常の判定基準、記載方法、考え方を明らかにした。

vi）四肢末梢優位、口周囲、全身性の感覚障害、二点識別覚障害などすでに裁判において水俣病と認められた所見から水俣病とする診断基準を決定した。さらに、感覚障害のない場合も大脳皮質の障害と考えられる症状がみられる者で他に障害の原因が明らかでない者については汚染の有無によって診断することにした。

4．おわりに

i）本診断書は医師各個人の独自性、裁量を拘束するものではない。あくまで最低限の共通の申し合わせである。

ii）本診断書はあくまで暫定的なものであって、固定的なものではない。とりあえず福岡高裁判決、最高裁判決の到達点まで早急に救済しようというものである。今後、新しい知見が出れば、当然変わりうるものである。

iii）本診断基準でしてもその枠にはまらない水俣病の存在もある。そのことは今後の共通の課題として取り組む。たとえば、小児期・胎児期水俣病の診断基準は必ずしも本基準に該当しない場合がある。

iv）医療費、医療手当てなど既存の医療手帳、保健手帳とつながるように努力する。新保健手帳

取得申請に関して提訴や申請をしないことが条件にされていることは権利侵害の疑いがあって止めるべきである。

v）本診断書作成には多くの研究者の業績の積み重ねがある。討論は水俣病共通診断書検討委員会であるが文責は原田正純にある。参考文献、引用文献に関しては後日、まとめて公表する。

付）判決による病像

i）熊本水俣病第二次訴訟控訴審判決（1985年8月16日判決）

四肢の知覚障害で遠位部優位の手袋・足袋様の知覚障害は、頚椎変形症による場合との判断困難な例がないではないが、極めて特徴的な症状であるので、このような知覚障害の診断所見しか得られない場合も、当該患者の家族に水俣病症状が集積し疫学条件が極めて高度とみとめられれば、右症状が他の疾患に基づくことの反証がない限り水俣病と事実上推定するのが相当であり、高度の蓋然性を以て水俣病と認定できたものというべきである。

審査会における水俣病の認定と前記協定書による補償金の支払いが直結していて、軽微な水俣病症状のものが、水俣病と認定されると補償金の受給の点では必ずしも妥当でない面がある。（略）昭和５２年の判断条件が審査会における認定審査の指針となっていて、審査会の認定審査が必ずしも公害病救済のための医学判断に徹していないきらいがあるのも、前記協定書の存在がこれを制約している・・

ii）水俣病関西訴訟控訴審判決（2001年4月27日判決）

52年判断条件は、患者群のうち補償金額（1800万円、1700万円、1600万円）を受領するに適する症状のボーダーラインを定めたものと考えるべしとし、52年判断条件とは別個に、メチル水銀中毒症によるどの程度の症状について賠償請求が認められるかを検討。

確率的因果関係論（大阪一審）は採用せず。

感覚障害の原因について、主として、大脳皮質が損傷されることにあるという「中枢説」を採用。大脳皮質障害がある場合の大きな特徴を複合感覚（識別感覚）の障害が現れることをあげ、これを確認する方法として、舌先の二点識別覚検査の信用性を認めた。それは、この症状が脳に直結しているとした。他の部位の感覚障害は他の因子が加わる可能性があると解釈したのであろう（必ずしもそうではない）。

疫学からみて四肢の感覚障害は、疫学の結果はあくまで一般的にその症状がメチル水銀に起因する可能性が高いというにとどまるとし、末梢性の感覚障害が存在するのみでメチル水銀中毒の高度の蓋然性があるとは認定できない。ばく露歴が認められ、同一食生活を送っていた家族内に認定患者が発生している場合は四肢の感覚障害の存在（他の原因でも起こりうるから）のみでメチル水銀中毒患者と認めた（ａ、ｂ、ｃ）。

a)舌先の二点識別に異常のあるもの及び指先の二点識別覚に異常があって頚椎狭窄などの影響がないと認められた者。

b)家族内に認定患者がいて、四肢末梢優位の感覚異常のある者。

c)死亡などにより二点識別覚検査を受けていない時は、口周囲の感覚障害あるいは求心性

視野狭窄があった者。

（注）58 人中 51 人を認定。運動失調、求心性視野狭窄、構音障害、難聴などは慰謝料額に査定。合併症も考慮。

iii）最高裁判決（２００４年 10 月 15 日判決）

大阪高裁の事実認定は、判決で示した証拠関係に照らして納得できるに足り、判断も是認できる。

診　断　書

氏名	（男・女）	生年月日	大正・昭和　　年　　月　　日（　　歳）
		現住所	

1. 居住歴、職歴　（現在まで、住民票上の住所を記入）

時　期	住　所	職　業
出　　生　　～　年　　月　　日		
年　　月　　日　～　年　　月　　日		
年　　月　　日　～　年　　月　　日		
年　　月　　日　～　年　　月　　日		

（実際の居住地が住民票と異なる時は、以下に、時期と住所を記入）

年　　月　　日　～　年　　月　　日	
年　　月　　日　～　年　　月　　日	

昭和43年末まで、これまで行政が対象としてきた下記地域に居住歴があるか否か。（ある、ない）

（注）対象地域（名称は平成18年4月現在）：(1)水俣市のうち大字大川、久木野、越小場、古里、石坂川、葛渡及び湯出を除いた地域、(2)芦北町のうち大字鶴木山、計石、道川内、乙千屋、女島、白岩、佐敷、芦北、花岡、湯浦、宮崎、豊岡、大川内、田浦、田浦町、小田浦、海浦、波多島及び井牟田の地域、(3)津奈木町全町、(4)天草市のうち御所浦町全町、(5)八代市のうち二見洲口町、(6)上天草市のうち龍ケ岳町大道の地域、(7)出水市全域、(8)東町全域、(9)阿久根市（脇本・赤瀬川のみ）、(10)高尾野町（江内・大久保・上水流・柴引のみ）

行政が対象とする上記地域に居住歴がなく、対象地域との関わりがあるときは、以下に記入。

(1) 対象地域の名称　（　　　市・町　　　）※可能であれば字名まで、記入
(2) 内容　ア:仕事に行った　イ:学校に行った　ウ:知人・親戚の所に行った エ:買い物に行った　オ:その他（　　　）
(3) 回数　1年に（　　　）ケ月程度、又は1月に（　　　）日程度行った。

2. 魚介類摂取状況、家族歴

汚染された魚介類を摂取したと考えられる時期の摂取状況	
主な入手方法	カッコ内に具体的状況を簡潔に記入してください。 (1)自家　（　　　　　　） (2)親戚　(3)知人　(4)行商人 （　　　　　　） (5)その他（　　　　　　） ※(2)～(5)の場合、住所・所在地（可能であれば字名まで）を、以下に記入。 （　　　　市・町　　　　）
摂取状況	(1)毎日　　　朝・昼・晩　中皿にして　　　杯くらい (2)　　　日おき　朝・昼・晩　中皿にして　　　杯くらい (3)殆ど食べなかった
上記摂取時期	
水俣病に関する家族等の状況	水俣病認定者　(1)有（関係　　　　）(2)無 医療手帳所持者　(1)有（関係　　　　）(2)無 保健手帳所持者　(1)有（関係　　　　）(2)無 水俣病症状を有した人　(1)有（関係　　　　）(2)無 症状の概要（　　　　　　） ※「家族等」には、親戚、知人、行商人等を含み、可能な範囲で記入。 上記の水俣病認定者等には、亡くなられた方や失効された方も含む。
過去に水銀測定歴がある場合	検査部位（　　　）、検査時期（昭和　　年　　月）、 検査値（　　ppm）、検査実施機関等（　　　　）

X 資料

3. 特記すべき既往歴

時期	疾患名	備考
年　月		
年　月		
年　月		

4. 現病歴の概略

症状分類	有無	出現時期、具体的症状、経過
感覚障害関連症状		
下肢運動障害関連症状		
上肢運動障害関連症状		
視覚障害関連症状		
その他の症状		

5. 現在の自覚症状リスト

症状分類	No.	症状	いつもある	ときどきある	昔あったが今はない	今も昔もない
感覚症状	1	口周囲のしびれ				
	2	手足のしびれ				
	3	風呂の湯加減がわからない				
	4	怪我ややけどをしても痛くない				
運動症状	5	手足の脱力感				
	6	手などの震え				
	7	言葉が正確に発せない				
上肢運動症状	8	手に持ったものを落とす				
	9	服のボタンはめが困難				
下肢運動症状	10	つまずきやすい				
	11	ふらつく				
	12	スリッパ・草履が脱げてしまう				
視覚症状	13	ものが見えにくい、はっきり見えない				
	14	まわりが見えにくい				
聴覚症状	15	耳がとおい				
	16	耳鳴				
	17	言葉は聞こえても理解できない				
味覚嗅覚症状	18	味が分かりにくい				
	19	匂いが分かりにくい				
疼痛症状	20	からすまがり(こむらがえり)、筋痙攣				
	21	頭痛、肩凝り				
精神症状	22	もの忘れをする				
	23	何もしたくない気分になる、根気がない				
	24	いらいら感、不安感				
	25	不眠				
その他	26	たちくらみ				
	27	めまい				
	28	身体がだるい				

※ 該当するものに○を記入。

6．神経所見

A．表在性感覚障害

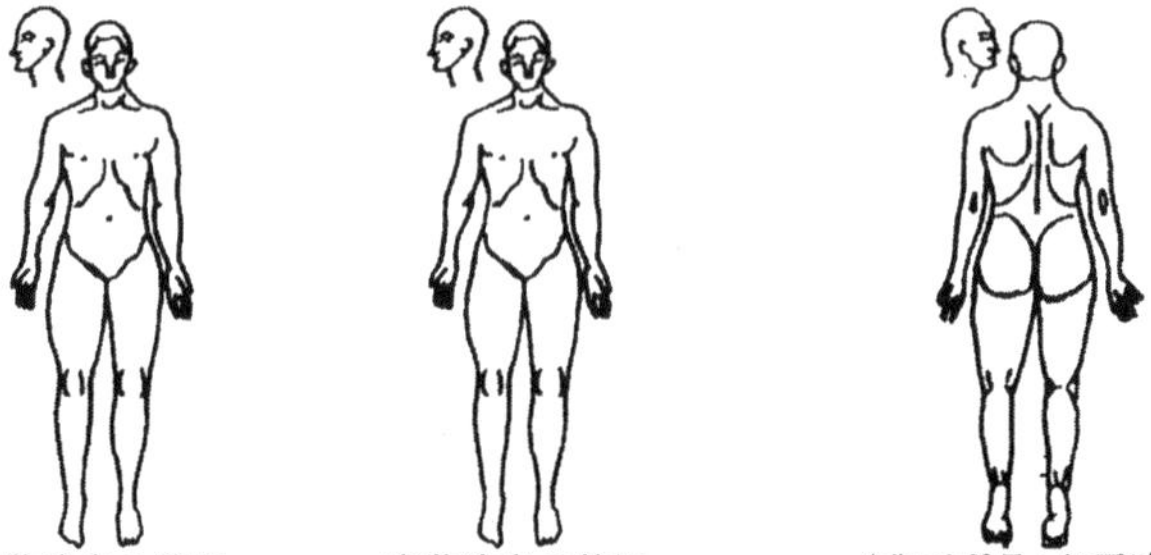

触覚障害の範囲　　痛覚障害の範囲　　(背面所見:必要時のみ)

口周囲の感覚障害		認める	疑う		認めない
上肢触覚障害の範囲	肩関節に及ぶ	肘関節に及ぶ	手関節に及ぶ	手指のみ	なし
下肢触覚障害の範囲	股関節に及ぶ	膝関節に及ぶ	足関節に及ぶ	足趾のみ	なし
上肢痛覚障害の範囲	肩関節に及ぶ	肘関節に及ぶ	手関節に及ぶ	手指のみ	なし
下肢痛覚障害の範囲	股関節に及ぶ	膝関節に及ぶ	足関節に及ぶ	足趾のみ	なし
全身性感覚障害（四肢末端優位障害例を含む）		認める	疑う		認めない

※　上下肢触覚・痛覚の判定には、筆、痛覚針を使用する。

B．二点識別覚閾値

	舌先	右示指	左示指
閾値（単位:mm）			
検査方法			

C．脳神経領域

視野狭窄（検査方法：　　　　）	認める	疑う	認めない	不明
聴力障害（検査方法：　　　　）	認める	疑う	認めない	不明
構音障害	認める	疑う	認めない	不明

D．運動失調

開眼での指鼻試験の異常	認める	疑う	認めない	不明
閉眼での指鼻試験の異常	認める	疑う	認めない	不明
アジアドコキネーシス	認める	疑う	認めない	不明
普通歩行の異常	認める	疑う	認めない	不明
一直線歩行の異常	認める	疑う	認めない	不明
マン検査での姿勢の維持	不能	不安定	異常なし	不明
開眼片足立ち	不能	不安定	異常なし	不明
閉眼片足立ち	不能	不安定	異常なし	不明
膝踵試験の異常	認める	疑う	認めない	不明

※　マン検査、片足立ちでは、平均約3秒間の保持が不可能な時に「不能」とする。

E．反射

深部腱反射異常（部位：　　　　　　　）	認める	疑う	認めない	不明
病的反射（種類：　　　　　　　　　）	認める	疑う	認めない	不明

※　反射の異常を認める時は、その部位等を記載すること。

F．不随意運動

上肢の姿勢時振戦	認める	疑う	認めない	不明
その他の不随意運動（　　　　　　　）	認める	疑う	認めない	不明

G．筋力低下・筋萎縮

上肢の筋力低下（部位：　　　　　　）	認める	疑う	認めない	不明
下肢の筋力低下（部位：　　　　　　）	認める	疑う	認めない	不明
筋萎縮（部位：　　　　　　　　　）	認める	疑う	認めない	不明

H．その他の精神身体所見

I．水俣病の診断に関する特記事項

7. 診断

年　　月　　日

診断医氏名:

水俣病に関する診断書作成手順

水俣病共通診断書検討会
文責　高岡　滋

はじめに

共通診断書を作成するためには、水俣病にみられる症候を判断するために、医師が同じ手法を用いて判断することが望ましいと考え、この手順書を作成した。それぞれの症候の有無を判断するためには様々な手法が考えられうるが、早期に患者の救済をおこなうという共通診断書の目的から、簡素化して患者の負担をより少なくするために、所見をとる項目を選択した。

水俣病は、曝露量や期間、患者の個人差などにより、軽症から重症のものまで存在する。また、症状の動揺がありうること、明確な神経所見を有さないものにおいても自覚症状を有するものが多い。そのようなことを踏まえた上で、診断書は、患者の日頃の健康障害を適切に表現したものが求められる。

診察・検査方法としては、多数の患者を早期に救済するために、できる限り特別な器具を使用せず、これまで長期にわたって使用されてきた方法を選択した。

それぞれの医師の診察検査方法などに個性があるのは当然のことであり、この診断書様式で書ききれない部分については、個々に適宜追加するものとする。また、今後の調査研究などから、この様式が将来変更されることもありうることである。

1. 居住歴、職歴

現在の行政の救済条件（新保健手帳取得）には、昭和 43 年末までに行政の指定地域に居住歴があることが条件になっているが、八代海のメチル水銀汚染は昭和 43 年以降も持続してきたと考えられる。また、行政の指定地域外のみの居住歴や、昭和 43 年末までの居住歴がないものについては、メチル水銀に汚染された魚介類を相当量摂取したという状況を示すために、汚染地域とのかかわりをより詳細に記入する。汚染地域は次ページに示す地域である。

2. 魚介類摂取状況、家族歴

行政が救済の対象としているのは、昭和 43 年末までに当該地域の汚染魚を摂取したとされている人々である。しかし、居住歴と同じく、昭和 43 年末で魚介類の汚染が終わったわけでなく、昭和 43 年末以降に当該地域の魚介類を摂取したものについても、水俣病にみられる症状が認められる時には、水俣病と診断されうる。魚介類摂取時期は、「昭和〇〇年～昭和〇〇年頃」、「昭和〇〇年前後」などと記載する。

家族の病歴、職歴については、曝露を受けたという根拠を強めるものであるが、魚介類を介したメチル水銀曝露の必要条件ではない。なぜなら水俣病と認定されていない患者のなかにも水俣病患者が数多く存在しているからである。家族等に、認定患者や、医療手帳、保健手帳を有するもの、水俣病症状を有するものがいる場合は、ここに記載する。水俣病症状を有するものがいる場合で、医師による確認があるときはそのことを記載する。

濃厚汚染時期の臍帯や毛髪水銀値のデータが存在する時は、記入する。

3．特記すべき既往歴

四肢の感覚障害、運動失調、視野狭窄など、水俣病と同様の症候を示しうる他の疾患があるときは、ここに記入する。もし、そのような疾患があっても、汚染を受けている場合は水俣病を否定することにはならない。

4．現病歴の概略

水俣病の症状の有無と出現時期、経過などを、体性感覚、下肢の運動、上肢の運動、視覚、それぞれの異常として自覚されるもの、それらに分類できないものに分けて簡潔に記載する。

5．現在の自覚症状リスト

現在の自覚症状については、28 項目の症状について回答する。それぞれの自覚症状について、「いつもある」、「ときどきある」、「昔あったが今はない」、「今も昔もない」の 4 つから一つを選択することとする。

6．神経所見

神経学的診察、特に感覚検査が適正に行われる基本は、被検者が安定した精神状態にあること、被検者が検者の指示と意味をよく理解していることである。診察をする際、反応のスピード、回答の一貫性などをみて、心因性症状などの可能性を除外する必要がある。

A．表在性感覚障害

水俣病ではさまざまな種類の体性感覚が障害されうるが、筆や痛覚針を用いた通常の検査方法で異常が確認されやすいため、原則として、触覚検査は筆、痛覚検査は痛覚針を用いる。

触覚と痛覚は、まず、胸部と四肢、胸部と口周囲との比較をおこなう。胸部の感覚が鈍い症例もあるため、患者によっては上肢下肢の各近位部と遠位部の比較も必要である。筆による触覚検査は、皮膚を軽く撫でるようにして検査する。特に、受診者の緊張が強い時や、返答が遅い時、曖昧な時には、閉眼状態でリラックスさせたり、感じたままをそのまま答えるように被検者に指示するなどの方法を用いる。

障害されている範囲を斜線で人体図に図示する。原則として前面のみ記載し、必要であれば背面も記載する。口周囲の感覚についても記載する。上下肢については、両側が同程度に障害されているときは、該当する障害の範囲に○印をする。左右差があるときは、該当する項目に「右」、「左」と記載するか、欄外に記載するなど、分かるように記載する。

体幹部の触覚障害が通常の筆による検査で確認し難いときは、ティッシュペーパーの端を触れさせたり、von Frey の触毛などを使用したりする。この場合、von Frey の No を記入する。

体幹部の痛覚については、痛覚針に対する逃避反応や表情などから推定することができる。触覚または痛覚で体幹部と四肢末梢の感覚がいずれも障害されている時は、体幹部と四肢末梢の感覚に差があってもなくても全身性感覚障害ありと判断する。

B．二点識別覚閾値

水俣病において、二点識別覚は、身体各部で低下することが多い。二点識別覚検査は、舌と右左示指の腹側でおこなう。二点識別覚閾値を決定する方法には、Yes-No 法と二肢強制選択法がある。

1) ピッチ(検査する間隔)は、1, 2, 3, 4, 5, 6, 8, 10,12,15mm とし、15mm で判別不能のときは、「>15mm」(15mm より大の意味)と記載する。
2) まず、眼を閉じさせ、舌を前に出してもらうが、安定させるためには、軽く上下の唇ではさませる。舌がリラックスしてやや幅広くなった状態で舌の前面に横方向に舌(や皮膚)表面が 2mm 前後沈む程度の圧力でコンパスの先端をあてて検査をおこなう。舌(や皮膚)表面に対する角度は 30～60 度とする。
3) まず、1 本または 2 本の本数を教えて、数回ほど舌(や皮膚)表面に当て、その感覚を体感してもらう。
4) 検査方法は特定しないが、以下のような方法がある。
5) Yes-No 法では、1 回ずつ、1 本または 2 本をランダムにあてて、50%以上の確率で 2 本とわかる最小の距離(mm)を閾値とする。ただし、1 本当てて 2 本と答える状態が持続する時には、Yes-No 法では判定困難となるため、以下の二肢強制選択法を用いる。
6) 二肢強制選択法は、1 本→2 本か、2 本→1 本か、どちらかの順で 2 回刺激し、1 回目と 2 回目のどちらが 2 本であったかを当てさせる。このとき、被検者に「わからない」の返答を許さず、「あえていうならどちらか」ということで一方を選ばせる。これを数回施行し、3 回施行して 3 回とも正解のとき「判別できた」と判断する(心理物理学では、二肢強制選択法では、施行回数の 75%以上正解の時、「判別できた」とするという約束がある)。判別できた時は、幅を 1～2 段階下にして同じ検査をし、判別できなかった時は、幅を 1～2 段階上にして検査する。判別できた最小の距離を閾値とする。
7) 舌の検査が終了したら、右示指末節の腹側、左示指末節の腹側で検査を行なう。指では、コンパスなどは、指の長軸方向にあてて検査をする。示指が欠損しているなどの理由で検査できないときには、他の指で試みる。
8) 正常値については、これまでの調査結果を参考に、以下の通りとする。(付録参照)

Yes-No 法	舌	左右示指
59 歳まで	2mm 以下	3mm 以下
60 歳以上	2mm 以下	4mm 以下

二肢強制法	舌	左右示指
59 歳まで	2mm 以下	4mm 以下
60 歳以上	3mm 以下	5mm 以下

C. 脳神経領域

視野の診察は原則として「対面法」とする。まず、検者の鼻の前に指を立て、そこを見るように指示する。そして、逆の指で右か左約 45° で指を数回動かして、見えるかどうかを確認する。このときにすぐに反応がない場合は視野狭窄が高度であるか、被検者がリラックスしていないなどの原因が考えられるので、リラックスするように、あるいは指示の意味を説明して再度確かめる。次に、手を外側に 80～90° 程度まで伸ばして指を数回動かして、見えるかどうかを確認する。これで見えれば、耳側の狭窄は「なし」とする。はっきりしない時は、両手を伸ばして、どちらかの指を 1 回のみ動かして、どちらが動いたかたずねる。多くの場合、耳側の検査のみで判別できるが、必要であれば、上下方、鼻側の検査をおこなう。両眼の所見が同程度であるときは、該当する項目に○印をする。左右差があるときは、該当する項目に「右」、「左」と記載するか、欄外に記載するなど、分かるように記載する。

通常はゴールドマンなどの視野計検査よりも対面法が敏感な場合が多いが、対面法で異常なしで、視野計検査で異常なときには、「認める」とし、診断方法を記載する。対面法によるか、視野計によるかどちらかで視野狭窄がみられると判断できれば、「認める」と記載する。

聴力障害の確認方法としては、

1.ストップウォッチや音叉を用いる、

2.手指を耳のそばで擦って聞こえるかどうかを確認する、

3.診察中の会話から判断する、

4.オージオメータを使用するなどの方法があるが、いずれかの方法で検診医が異常ありと判断した際に「認める」とする。両側の所見が同程度であるときは、該当する項目に○印をする。左右差があるときは、該当する項目に「右」、「左」と記載するか、欄外に記載するなど、分かるように記載する。

構音障害については、1.「パパパパパパパパ」、「タタタタタタタタ」などを言わせる、

2.「ルリモハリモテラセバヒカル」を言わせる、

3.それまでの会話から判断する、などの方法がある。

D. 運動失調

指鼻試験は、まず検者が、「正確に鼻の頭を指先で触ってください」と指示して、動きの見本を示す。ここでは、デコンポジション（運動分解）やジスメトリア（測定障害）、企図振戦、努力しても指のスピードが極度に遅い、などの所見が両側にあれば、「認める」とする。鼻に達するスピードが軽度遅い場合は「疑う」とする。指鼻試験は開眼ののち、閉眼で検査をする。開眼時は指鼻指試験をしても良い。閉眼時に検者が他動的に被検者の上肢を動かしてその位置から鼻を触るように指示すると、ジスメトリアなどは検出しやすいことがある。ジアドコキネーシスは、手の転換運動をさせ、スピード、なめらかさなどを観察して判断する。

次に、普通歩行をさせる。この時にリラックスしているかどうかを観察する。水俣病で体幹失調が強い場合、wide base になることがある。次に、マンの検査をおこなう。これは、閉眼状態で右足または左足を前にして二つの足を一直線にさせて、体幹の安定性をみる。この姿勢を維持可能な時間が平均 3 秒以下の時は、「不能」と判断する。なれない人では最初はぐらつきやすいので、留意する必要がある。次に、つぎ足で一直線歩行をさせる。3～5 歩がまっすぐ歩けない人は「不能」とするが、最終的には歩数と動揺の程度を検診医が総合的に判断する。

次に、目を開けたまま片足で立つように指示する。立っていられる時間が平均 3 秒以下の時に「不能」とする。

最後に、閉眼で片足立ちを試みる。失調の強い人では倒れる危険があるので注意する。まず、本人に目を閉じてもらい、その後にどちらか片足で立つように指示する。足が離れた瞬間から、足がつくまで、または大きく姿勢が崩れるまでの秒数をストップウォッチなどで計り、平均 3 秒以下の時は、「不能」と判断する。

膝踵試験では、片方の膝を伸展し、もう一方の足で膝と足首の間を擦って往復させ、スピード、なめらかさ、正確さを判断する。

いずれの検査も、両側の所見が同程度であるときは、該当する項目に○印をする。左右差があるときは、該当する項目に「右」、「左」と記載するか、欄外に記載するなど、分かるように記載する。

E. 反射

深部腱反射は、上肢では上腕二頭筋反射、上腕三頭筋反射、腕頭骨筋反射、下肢では膝蓋腱反射、アキレス腱反射を検査する。病的反射は、上肢では、ホフマン、トレムナー、ワルテンベルグ、下肢ではバビンスキー、チャドックのそれぞれの反射を検査する。反射の異常を認める際は、その部位や種類を記載する。

F. 不随意運動

不随意運動の有無と種類、程度などについて記載する。振戦の場合、企図振戦、静止振戦の区別をする。

G. 筋力低下・筋萎縮

上下肢の筋力低下や筋萎縮について記載する。異常を認める時は、部位などを記載する。

H. その他の精神身体所見

上記記載事項以外に、水俣病の診断にかかわる所見がある時や、抑うつ状態や心気的状態、知的機能障害などを有する時に記載する。症状の変動性などに関しても、ここに記載する。

I. 水俣病の診断に関する特記事項

水俣病の診断に際して、特記すべきことがある際に考察として記載する。例としては、典型的な成人水俣病と異なる症候の出現が考えられる場合、合併症との関連等について特記すべきことがあるときなどである。

7. 診断

水俣病は、メチル水銀に汚染された魚介類を経口的に摂取し、それによる健康障害をきたした状態である。感覚障害、運動失調、視野障害、聴力障害、構音障害など、ハンター・ラッセル症候群が全て揃った症例があり、より軽症例ではこれらのうち、より少数の障害を有するもの、感覚障害のみを有するものなどが存在する。また、感覚障害がなくとも、曝露を受けたことが明らかで(例えば保存臍帯のメチル水銀値が高価を示し)、他の知的、精神的、身体的症候など大脳皮質に由来する症候を認める際には、水俣病と診断されうる。

現時点で、この共通診断書で水俣病と診断するのは、基本的には以下の場合である。

A. 魚介類を介したメチル水銀の曝露歴があり、四肢末梢優位の表在感覚障害を認めるもの。

B. 魚介類を介したメチル水銀の曝露歴があり、全身性表在感覚障害を認めるもの。

C. 魚介類を介したメチル水銀の曝露歴があり、舌の二点識別覚の障害を認めるもの。

D. 魚介類を介したメチル水銀の曝露歴があり、口周囲の感覚障害を認めるもの。

E. 魚介類を介したメチル水銀の曝露歴があり、求心性視野狭窄を認めるもの。

F. 上記 A～E に示す身体的な異常所見を認めないものの、魚介類を介したメチル水銀の濃厚な曝露歴があり、メチル水銀によるもの以外に原因が考えられない、大脳皮質障害と考えられる知的障害、精神障害、または運動障害を認めるもの。

「水俣病裁判と原田正純医師」編集委員会（順不同）
馬奈木昭雄（弁護士）
板井　優（弁護士）
藤野　糺（医師）
大石利生（水俣病不知火患者会会長）
園田昭人（ノーモア・ミナマタ第２次国賠等訴訟弁護団団長）
寺内大介（ノーモア・ミナマタ第２次国賠等訴訟弁護団事務局長）
北岡秀郎（ルポライター）
中山裕二（全国公害被害者総行動実行委員会事務局長）
板井八重子（医師）

連絡先
熊本市中央区京町２丁目12番43号
熊本中央法律事務所
電話　096-322-2515　　FAX　096-322-2573

水俣病裁判と原田正純医師

2013年８月20日　　初版第１刷発行

編者 ――― 「水俣病裁判と原田正純医師」編集委員会
発行者 ―― 平田　勝
発行 ――― 花伝社
発売 ――― 共栄書房
〒101-0065　東京都千代田区西神田2-5-11 出版輸送ビル
電話　　03-3263-3813
FAX　　03-3239-8272
E-mail　　kadensha@muf.biglobe.ne.jp
URL　　http://kadensha.net
振替　　00140-6-59661
装幀 ――― 佐々木正見
印刷・製本 ― シナノ印刷株式会社

ISBN978-4-7634-0676-7 C0036